DU

MAL DE MER

RECHERCHES THÉORIQUES ET PRATIQUES

SUR

SES CAUSES, SA NATURE ET SON TRAITEMENT,

Ainsi que sur les Rapports qui existent entre ce Mal

ET

LE CHOLÉRA, LA FIEVRE JAUNE, LA PESTE, ETC.

Lyon. — Imprimerie NIGON, rue Chalamont, 5.

DU

MAL DE MER

RECHERCHES THÉORIQUES ET PRATIQUES

SUR

SES CAUSES, SA NATURE ET SON TRAITEMENT,

Ainsi que sur les Rapports qui existent entre ce Mal

ET

LE CHOLÉRA, LA FIÈVRE JAUNE, LA PESTE, ETC.

Par M. SEMANAS (de Lyon), D. M. P.

Membre Fondateur de la Société de Médecine d'Alger,
Ancien Médecin du Collège et des Etablissements de Bienfaisance de ladite Ville,
MÉDECIN A LYON.

Le vrai peut quelquefois n'être pas vraisemblable.

PARIS.

J.-B. BAILLIÈRE, Libraire,
Rue Hautefeuille.

GERMER-BAILLIÈRE, Libraire,
Rue de l'Ecole-de-Médecine, 17.

LYON.

Charles SAVY Jeune, Libraire,
Place Bellecour, 14.

1850.

AVANT-PROPOS.

Les faits sur lesquels reposent le présent travail étaient réunis, et le travail lui-même était prêt et allait paraître, lorsqu'un événement prévu, sinon désiré, vînt nous engager à retarder encore quelque temps notre publication.

Cet événement n'est autre que la récente épidémie cholérique qui, après avoir grondé quelque temps dans le lointain, s'est peu à peu rapprochée au point de nous enlacer complètement.

Quels rapports existaient donc entre cette épidémie et le Mal de mer, objet du présent travail?

Ces rapports seront aisés à saisir par quiconque aura pris connaissance du point de vue auquel nous envisageons le Mal de mer.

En attendant, qu'il nous suffise de dire qu'ayant été amené, dès le début de nos recherches sur le Mal de mer, à considérer ce mal, le Choléra, la Fièvre jaune, la Peste, etc., comme autant d'affections du même genre, eu égard à la source commune (*le milieu marin*) de leur source prochaine, il devenait fort intéressant pour nous de pouvoir, à l'occasion du Choléra en particulier, confirmer ou infirmer ce qui n'était alors, dans notre pensée, qu'à l'état de prévisions.

Nous n'avons été servi qu'à demi par les circonstances, puisque la localité que nous habitons (Lyon) s'est précisément trouvée une de celles épargnées par le fléau cholérique.

Quoi qu'il en soit de ce contre-temps, dont, sans contredit, l'agglomération lyonnaise a plus à se louer qu'à se plaindre, et à défaut de faits à nous particuliers, les faits pas plus que les théories des autres ne nous ont manqué.

De ces théories, si aucune, à l'instant où nous écrivons, n'a envisagé le problème de l'Etiologie cholérique au point de vue qui nous est propre, et n'a pu, par conséquent, être pour nous que d'une utilité négative, les faits, en revanche, nous ont servi à souhait et n'ont pas peu contribué à nous faire persévérer plus que jamais dans nos intuitions premières.

Au nombre des résultats prévus et que l'événement a justifiés d'une manière complète, nous ne citerons que le suivant, qui est capital, parce qu'il démontre mieux que tous les raisonnements possibles la véritable source de la cause cholérigène.

Ce résultat, nous le citons avec d'autant plus de confiance, qu'il n'avait pas échappé à la pénétration habituelle d'un de nos savants médecins et publicistes.

Voici ce que nous lisions, à la date du 7 janvier 1849, dans la *Gazette Médicale, de Paris,* n. 1 : « Un fait important qui nous paraît ressortir jus- » qu'ici du mode de progression du Choléra en France » est celui-ci : c'est que la maladie semble pénétrer » chez nous par les côtes (notre confrère aurait pu » dire par la *mer*) et par les côtes correspondantes » aux pays occupés par le fléau.

» Il s'est manifesté d'abórd à Dunkerque, puis à » Calais, puis à Uport, près Fécamp ; comme en Bel- » gique, il s'était montré d'abord à Anvers ; en Hol- » lande à Amsterdam, à Rotterdam, etc.

» Cette circonstance porte avec elle un grand enseignement : nous la signalons à l'attention de nos confrères. »

Notre collègue avait grandement raison.

Oui, la circonstance du mode de progression du Choléra porte avec elle un grand enseignement; car cette circonstance indique à elle seule que la cause du fléau est et ne saurait être ailleurs que dans l'atmosphère marine!

Originelle de l'Océan indien, d'où elle est partie et d'où elle se recrute, cette cause s'est avancée : rayonnant de l'est à l'ouest et oscillant irrégulièrement du midi au nord, pour revenir à son point de départ en décrivant un cercle largement accidenté, mais complet. Pour l'accomplissement de cette longue pérégrination, ses conducteurs naturels et en même temps ses moyens de renforcement ont été les surfaces et atmosphères marines semées sur son passage.

Ceci nous rend compte du mode de progression propre au Choléra et aussi de la raison pour laquelle les côtes, les ports et les villes maritimes se trouvent être constamment et primitivement les lieux de prédilection où ce fléau manifeste sa présence.

Pour des motifs inverses, et sauf des exceptions nombreuses qui ne sauraient infirmer en rien la règle générale, tous les points terrestres situés en dehors de l'influence directe de l'atmosphère marine récélant le miasme cholérique ou n'ayant avec cette atmosphère que des rapports fort éloignés, se trouvent exceptés ou à peu près de l'invasion du fléau.

Comme exemple bien propre à montrer la vérité de ce que nous venons de dire, nous citerons notre localité, à savoir : Lyon.

Que n'a-t-on pas dit et écrit sur l'immunité vraiment extraordinaire dont a joui la ville de Lyon et ses alentours, pendant les invasions cholériques qui ont pesé si cruellement, à diverses reprises, sur la presque totalité de la France?

Le sol, l'hygrométrie, les vents, l'influence de la houille, celle des fosses d'aisance (incriminée depuis pour d'autres localités moins favorisées), etc., etc., on a tout invoqué, excepté une chose fort simple : la distance de Lyon des foyers maritimes nord et nord-ouest, son éloignement joint au peu d'importance relative du foyer maritime du Midi!

Il est si vrai que la distance topographique de la ville de Lyon a été la circonstance capitale qui a préservé cette ville des influences maritimes lointaines et, par suite, du Choléra, que tout le territoire placé, sous ce rapport, encore plus à l'abri qu'elle, a été de même préservé et mieux préservé que la ville de Lyon.

A Lyon, en effet, si le Choléra n'y a pas éclaté absolument parlant, la *Cholérine* en juin et juillet 1849, c'est-à-dire à l'époque où le fléau sévissait dans les départements limitrophes, s'y est montrée des plus générales et des plus intenses (1).

Or, cette Cholérine épidémique que prouvait-elle autre chose, sinon un reflet de l'influence marine cholérigène, mais influence que l'*éloignement de Lyon des foyers marins propagateurs* rendait impuissante à produire le Choléra confirmé!

Ici se présente une question d'un vif intérêt.

De ce que l'éloignement de la ville de Lyon des foyers propagateurs de la cause cholérigène a réussi *jusqu'ici* à préserver cette ville de l'épidémie cholérique, s'en suit-il que, jamais et en aucun cas, le fléau ne doive atteindre Lyon et ses environs?

(1) Nous n'ignorons pas que la cholérine, voire même le choléra sporadique éclatent, chaque année, à Lyon, ainsi que dans beaucoup d'autres localités, en l'absence complète du choléra épidémique proche ou lointain.

Toutefois, l'année 1849 nous a paru exceptionnelle par la multiplicité, nous pourrions dire, l'universalité des cas de cholérine qu'elle a présentés à Lyon à l'époque ci-dessus, cas, à l'état *d'épidémie* véritable et qui, pour plusieurs qui ont passé sous nos yeux, ont effleuré de fort près le degré cholérique.

Il y aurait plus que de la témérité à répondre ici par l'affirmative.

En effet, la lecture, même superficielle, de la manière dont se comportent les fléaux épidémiques en général, dont l'histoire nous a conservé le souvenir, apprend que ces fléaux suivent dans leur mode d'envahissement une période croissante, puis décroissante.

C'est ainsi que, limités d'abord pendant un certain temps dans la circonscription de leur foyer originel, ils s'étendent peu à peu et envahissent, à chaque explosion successive, des espaces de plus en plus considérables, pour décroître ensuite en suivant une progression analogue, mais inverse.

Si tel est le mode d'envahissement comporté par les fléaux épidémiques pendant la durée de leur domination expansive, il n'y a donc rien d'impossible, nous pourrions même dire, il n'y a rien que de très probable qu'à la, ou qu'aux prochaines explosions cholériques, le fléau, continuant sa période d'envahissement, n'atteigne Lyon, et avec lui, tout ou partie des localités jusqu'alors préservées?

Quoi qu'il en soit, un tel résultat, loin d'infirmer en quoi que ce soit ce que nous avons avancé plus haut, touchant l'origine de la cause cholérigène, ne fait que confirmer davantage la réalité de cette origine, en montrant qu'il y a accord parfait entre le rang des localités envahies et la distance desdites localités des foyers infectieux propagateurs (1).

---

(1) Au moment où nous écrivons ces lignes (4 décembre 1849), le bruit, depuis quelques jours répandu, se confirme, de l'invasion du choléra à Lyon !

Nous étions loin de penser que l'événement vînt sitôt confirmer nos craintes, alors surtout que le fléau paraissait avoir abandonné, pour quelque temps du moins, les points de notre territoire précédemment envahis.

Un tel mode d'invasion n'est pas ce qu'il y a de moins singulier dans l'allure du fléau cholérique; et si nous faisons cette remarque, c'est qu'il semble, au premier abord, que ce mode concorde assez peu avec ce que nous venons d'avancer plus haut touchant la nature des milieux qui retiennent et propagent la cause de ce fléau.

S'il est vrai, en effet, que l'atmosphère marine soit le foyer de la cause cholérigène, on comprend bien de cette façon pourquoi les côtes, les ports, les villes maritimes ou voisines de la mer sont les points primitivement envahis; mais on ne comprend plus comment il peut se faire que le fléau cholérique éclate en un point du territoire que son éloignement de la mer avait préservé jusqu'ici, et cela, dans le même temps où les lieux intermédiaires entre ce dernier point et la mer se trouvent complètement exempts dudit fléau ?

Nous allons, en quelques mots, montrer que la contradiction ici n'est qu'apparente et non réelle.

Il est d'expérience certaine, en matière de fléaux épi-

Nous ne devions pas nous appesantir plus longuement sur ces considérations que nous n'avons présentées que pour mettre en évidence une partie des

---

démiques, que chaque individu, pour une même épidémie donnée, ne contracte qu'une fois la maladie.

Transportez ce résultat aux habitants d'une ville entière, et vous pourrez dire que, pendant la durée d'une épidémie susceptible de se manifester par explosions successives et un peu rapprochées, chaque localité n'est envahie qu'une fois par le fléau.

Dans chaque ville, en effet, et pendant la durée d'une affection épidémique, ce sont seulement les individus fâcheusement prédisposés qui contractent la maladie; d'autre part, comme parmi ces derniers, ceux que la mort n'entraîne pas, se trouvent préservés temporairement au moins; il suit qu'on peut dire que le résultat de tout fléau épidémique, sévissant dans une ville, est de conférer à cette dernière une immunité au fléau.

Cela posé, rien n'est plus facile que d'expliquer, à propos du choléra par exemple, affection épidémique à explosions multiples s'il en fût, comment certaines localités, d'abord exemptes de tout accident cholérique, se trouvent, par la suite, frappées à l'exclusion de toutes les autres chez lesquelles le choléra avait sévi déjà, et cela quand bien même la situation plus rapprochée de ces dernières localités des foyers infectieux semblerait devoir les exposer toujours plus aux atteintes de la maladie.

C'est que le fléau cholérique, en épuisant d'abord ses effets sur les localités voisines de sa source, a conféré en

rapports étiologiques nombreux que nous avons dit exister entre le Choléra et le Mal de mer, seul objet de ce livre.

---

même temps, à ces dernières, une immunité qui les met provisoirement à l'abri des explosions cholériques ultérieures un peu rapprochées, explosions qui, ne trouvant plus dès lors à s'exercer dans les lieux primitivement atteints, se manifestent exclusivement dans ceux que leur situation particulière avait soustraits au fléau.

Remarquez que nous disons: explosions cholériques *un peu rapprochées;* cette dernière condition est de rigueur, car si les explosions cholériques venaient à comporter un intervalle un peu considérable, l'expérience a démontré que l'immunité, dans les lieux rapprochés des foyers cholérifères, venant à s'évanouir plus ou moins complètement, ces lieux redeviendraient, comme par le passé, les points du territoire primitivement envahis.

Entre autres particularités que le choléra manifeste jusqu'ici à Lyon, particularité notée par tous les observateurs, c'est l'extrême difficulté et lenteur avec laquelle le fléau s'infiltre, si l'on peut dire ainsi, au sein de la population; on dirait qu'un obstacle puissant lutte contre le fléau épidémique et s'oppose à ce que ce dernier apparaisse avec la rapidité qui lui est particulière et suivant laquelle il s'est propagé dans la plupart des villes du littoral.

Etant admis, avec nous, que la cause cholérigène, issue d'un foyer marin spécial (*voir plus haut*), a ses foyers de propagation dans l'atmosphère marine générale, cette

Ces rapports, qu'on trouvera exposés plus au long dans le courant de ce travail, le Mal de mer les maintient non-seulement avec le Choléra, mais aussi avec la Fièvre jaune, la Peste et généralement avec toutes les intoxications spéciales aux contrées maritimes, intoxications nommées par nous *atypiques* (*V.* § 25, pag. 155), dont la cause prochaine (le miasme) prend également sa source et ses moyens de propagation dans le milieu marin.

C'est qu'en effet la nature *miasmatique* du Mal de

---

admission, jointe à la circonstance de l'éloignement de Lyon de tout foyer de cette sorte, expliquent encore ici très bien la particularité que nous venons de mentionner, en montrant qu'en raison de cet éloignement, la constitution miasmatique qui appartient à la ville de Lyon, comme ville (constitution miasmatique locale que cette dernière partage d'ailleurs avec tous les grands centres de population et qu'on peut caractériser de *constitution urbaine*), qu'en raison de cet éloignement, disons-nous, la constitution miasmatique qui appartient à la ville de Lyon, régnant sans partage et agissant dans toute sa plénitude, se trouve être un obstacle naturel sérieux à l'établissement d'une constitution miasmatique de source différente, telle que la constitution marine cholérigène par exemple, et puisse, à l'inverse de ce qui a lieu au sein des villes du littoral (préparées de longue main aux influences constitutionnelles marines), rendre fort difficiles, au début, les progrès pathologiques du fléau.

mer (fait placé désormais au rang des choses certaines), n'est pas seulement, comme quelques esprits pourraient le croire, un fait isolé, d'une utilité pratique très générale peut-être, mais fait vulgaire, sans intérêt majeur, dépourvu, en un mot, de toute portée scientifique.

A ces esprits-là, nous leur rappellerons que rien n'est isolé et sans portée dans la nature.

Eh quoi! s'il est vrai, ainsi que nous allons nous efforcer de le démontrer, que le Mal de mer est une intoxication contractée au sein de l'atmosphère marine, n'est-il pas tout de suite évident que ladite atmosphère recèle un miasme d'une constitution particulière, miasme à effets particuliers et *sui generis ?*

Or, ceci admis, nous le demandons, l'observation pourrait-elle se borner à le constater purement et simplement, et l'induction ne devrait-elle en tirer aucune autre conséquence?

Mais songez donc que l'atmosphère marine et le miasme qu'elle recèle, eu égard à l'étendue des mers, occupe dans l'atmosphère du globe un espace des plus considérables!

Vous admettez, implicitement, que les foyers urbains (grandes villes) constituent une atmosphère miasmatique, importante par son étendue, son activité, importante surtout par ses effets nombreux sur l'organisme.

Vous reconnaissez avec logique que les foyers pa lustres donnent naissance à une atmosphère miasmatique aussi et également importante par son étendue et les endémies qu'elle développe.

Quant aux foyers des mers, mondes immenses, peuplés à l'infini d'êtres végétaux et animaux, vous leur refusiez, dans ces derniers temps, à ces foyers-là, jusqu'au droit de pouvoir constituer une atmosphère miasmatique d'un genre ou d'un autre.

Que si, aujourd'hui, vaincu par l'évidence, vous concédez à l'atmosphère marine, avec la qualité miasmatique qui lui appartient, le pouvoir d'engendrer, elle aussi, une intoxication (*Mal de mer*), votre libéralité s'arrêterait là? Et vous ne vous apercevriez pas que cette atmosphère marine, en raison de son immensité, des circonstances topographiques, climatériques, saisonnières, zoologiques marines et de vingt autres circonstances inappréciées dans l'espèce, revêt une importance hors de proportion avec le pouvoir infime et presque ridicule consenti par vous d'une seule espèce d'intoxication?

Et d'ailleurs! vous, Pathologistes! avez-vous donc recueilli si complétement tous les êtres morbides qui peuplent cet univers, classé si philosophiquement tous ces protées de la maladie, pour ne plus rien trouver dans la nature qui puisse être recueilli et classé, rapporté, en un mot, au domaine de l'atmosphère marine?

Tant s'en faut! car si nous enlevons du domaine pathologique connu tous les groupes morbides susceptibles d'être rigoureusement rattachés, soit à l'atmosphère des villes, soit à celle des contrées palustres; l'observation montrera que nous sommes loin d'avoir tout embrassé, et qu'il reste encore nombre de fléaux dévastateurs qui ne sont ni les moins nombreux ni les moins à craindre.

Enumérer la Fièvre jaune et ses transformations multiples, le Choléra, la Peste, la Rémittente bilieuse et ses variétés; et pour citer des maux moins redoutables : le Scorbut de mer, la Calenture, etc., sans parler du Mal de mer, n'est-ce pas énoncer là toute une série d'anneaux morbides qui ne peut rentrer (les Pathologistes le répètent à l'envi) ni dans la section des affections continues proprement dites, ni dans celle des endémies palustres, série qui pourtant ne pourrait non plus être absolument distraite des séries ci-dessus ses voisines, avec lesquelles elle maintient de nombreux points d'identité et d'analogie?

Nous avons rappelé, il n'y a qu'un instant, que le foyer des mers était peuplé à l'infini d'êtres végétaux et animaux; eh bien! ces végétaux et ces animaux marins, par une exception inouïe dans l'échelle vivante, seraient-ils donc impuissants à développer une atmosphère miasmatique qui leur appartînt en propre ?

Non, cela ne peut être et ne saurait être !

Loin de là, l'analogie, féconde ici comme ailleurs, permet de prévoir que le milieu au sein duquel multiplient les légions sous-marines, recèle un miasme qui, se dégageant dans l'atmosphère correspondante, rend celle-ci plus ou moins analogue à l'atmosphère des villes et à l'atmosphère palustre, en ce sens qu'elle peut, comme ces dernières, développer sur le corps humain nombre d'états morbides variés que le simple raisonnement indique devoir être intermédiaires, par leurs caractères de famille à ceux de l'une et de l'autre atmosphère, leurs sœurs.

La conclusion de tout ceci est que la pathologie marine, de même que la pathologie des villes, de même que celle des contrées palustres, existe comme pathologie spéciale et distincte, existe, en outre, comme la tripartie d'un tout pathologique complet dont elle ne saurait être séparée sans briser le tout.

La pathologie des villes, celle des contrées palustres sont depuis longtemps, sinon faites, du moins fort avancées; la *pathologie marine,* elle, est toute à faire !

Puissent ces quelques lignes inspirer et pousser les observateurs dans ce champ pathologique méconnu jusqu'ici !

SEMANAS.

Lyon, ce 4 décembre 1849.

DU

MAL DE MER

RECHERCHES THÉORIQUES ET PRATIQUES

SUR

SES CAUSES, SA NATURE ET SON TRAITEMENT,

Ainsi que sur les Rapports qui existent entre ce Mal

ET

LE CHOLÉRA, LA FIÈVRE JAUNE, LA PESTE, ETC.

Le vrai peut quelquefois n'être pas vraisemblable.

PRÉLIMINAIRES.

Relation d'une variété d'intoxication vertigineuse observée à Alger, pendant les années 1846 et 1847.

Durant la seconde quinzaine du mois de février de l'année 1847, le temps, qui se trouvait au beau depuis plusieurs jours, se modifia brusquement. Des brouillards épais et d'une odeur fatigante se répandirent dans la ville.

Pendant la nuit, à partir de la soirée jusqu'au matin, ces brouillards occupaient ordinairement les couches d'air voisines du sol où ils étaient souvent assez épais pour intercepter la vue à la distance d'une vingtaine de pas environ.

Pendant le jour, ces brouillards s'élevaient peu à peu dans les parties supérieures de l'atmosphère où ils conservaient une densité suffisante pour diminuer l'éclat du soleil. C'est pourquoi la plupart des jours de la seconde quinzaine dudit mois, bien qu'exempts de pluie, furent à peu près constamment obscurs, brumeux et *gris*, comme on l'exprime communément. Le soleil, lorsqu'il se montrait pendant ces jours-là, n'apparaissait que d'une manière incomplète et durant peu d'heures, puis se voilait bientôt derrière la couche brumeuse en question.

Nos observations personnelles faites à la même époque, nous permettent d'ajouter que les brouillards dont il vient d'être question se dirigeaient manifestement *de la mer vers la ville*.

Ces brouillards prenaient-ils naissance au sein de l'atmosphère marine, ainsi que nous le croyons fermement ? émanaient-ils de quelque autre source, ce qui sera discuté plus tard ? Toujours est-il que, de l'atmosphère marine où ils paraissaient du moins se former, ces brouillards gagnaient les hauteurs voisines de la côte, Pointe-Pescade, Boudjariah, etc. ; puis, de ces points, s'abattaient sur la ville où ils se comportaient ainsi que nous venons de le dire.

Vers la même époque où se passaient les phénomènes météorologiques que nous venons d'esquisser, apparut çà et là dans la vile un genre d'affection qui excita nos recherches. Nous allons le décrire tel qu'il nous fut donné de l'observer dans notre propre clientèle.

Tout-à-coup et sans cause appréciable, le sujet, qui d'ailleurs s'était couché bien portant, se trouvait pris et réveillé vers le milieu de la nuit par une sueur abondante. D'autres fois la sueur manquait, et le réveil s'opérait spontanément. Chez tous, avec le réveil, survenaient des maux de cœur fort intenses, assez semblables à ceux qui se développent d'ordinaire à la suite d'une forte indigestion. Bientôt des vomissements se déclaraient et avec eux le rejet de tous les aliments pris la veille. A ces vomissements venaient se joindre, assez souvent, quelques tranchées extrêmement pénibles, suivies de selles molles d'abord, puis diarrhéiques, puis enfin bilieuses avec ou sans stries rougeâtres.

Aux premiers vomissements ayant provoqué le rejet pur et simple des matières alimentaires, succédaient d'autres vomissements, partie muqueux, partie bilieux, puis tout-à-fait bilieux; ces derniers, espacés de quelques minutes à un quart-d'heure, au début, devenaient de plus en plus rapprochés et fatigants pour le malade. Après chacun d'eux, ce dernier se sentait grandement soulagé; il lui semblait que tout était fini, lorsque bientôt un nouveau mal de cœur ramenait les mêmes angoisses. Pendant les vomissements, l'anxiété était telle, que le malade, à chacun d'eux, croyait être à sa dernière heure. Après chaque vomissement, et pour peu qu'ils se fussent répétés, une prostration plus ou moins marquée survenait, pendant laquelle le malade restait comme anéanti. Chez deux malades qui furent le plus fortement compromis, chaque vomissement les laissait plusieurs minutes sans mouvement et couverts de sueur froide.

Peu à peu, et au bout d'un temps qui variait depuis une heure jusqu'à trois ou quatre, les vomissements devenaient à la fois et moins rapprochés et moins pénibles, puis s'éloignaient pour cesser enfin complètement à l'arrivée du jour.

L'ensemble des phénomènes que nous venons de décrire, et dont la durée variait suivant les malades, était chez tous séparé par une intermission complète durant le jour, pour reparaître la nuit suivante, revêtant ainsi le type quotidien.

Le pouls, pendant l'accès, présentait deux états distincts, suivant qu'on l'examinait au commencement ou au déclin du paroxysme.

Dans le premier cas, le pouls était petit, concentré, plutôt lent que fréquent, et fuyant un peu sous le doigt. Plus tard, sous l'influence des vomissements rapprochés, tous ces caractères du pouls s'exagéraient de telle sorte, qu'il n'était pas rare d'avoir de la peine à le rencontrer ; dans ces moments-là, la chaleur disparaissait pour faire place à un froid général, marqué surtout aux extrémités, et suivi de sueur également froide, fixée à la face, à la poitrine et aux membres supérieurs.

Après cette période, venait celle de terminaison. Dès que celle-ci s'établissait, ce qui était annoncé par des vomissements de violence et fréquence moindres, le pouls réapparaissait à la radiale, d'abord sec et vibrant sans fréquence, bientôt large, développé et d'une fréquence un peu plus grande, sans jamais s'élever au-dessus de la normale. En même temps, la chaleur reprenait son degré ordinaire et s'élevait quelquefois un peu au-dessus, sans jamais le dépasser notablement.

Il est temps que nous parlions d'un symptôme caractéristique de l'affection qui nous occupe; car il n'a jamais manqué, et si nous n'en avons encore rien dit, c'était afin d'y insister plus tard d'une manière spéciale.

Nous voulons parler du symptôme *vertige*.

Dès l'invasion des accès que nous venons de décrire, souvent même pendant les deux ou trois jours précédents, le malade disait se sentir pris de vertige : la tête lui tournait, suivant son expression, surtout lorsqu'il regardait en haut ; en même temps aussi sa démarche devenait mal assurée et presque vacillante. (Plusieurs de nos malades, qui voulurent alors nous dépeindre ce qu'ils ressentaient, comparaient leur état au vertige causé par le Mal de mer. « Si j'étais sur » un bâtiment, me disait l'un d'eux, je croirais » avoir le Mal de mer. »)!

Dès le début du malaise insolite qui, comme nous l'avons dit, survenait brusquement au milieu du sommeil, avant que les maux de cœur se fussent traduits par le vomissement, et alors que le sujet réveillé en sursaut cherchait à se rendre compte de ses sensations et ouvrait les yeux, le symptôme vertige dont il vient d'être question acquérait tout aussitôt un haut degré d'intensité : le malade disait voir tourner autour de lui les objets de sa chambre; bien plus, ces mêmes objets lui paraissaient complètement renversés, ceux qui étaient à terre se montrant au plafond, et *vice versâ*. Voulait-il prendre un mouchoir à son chevet? il portait la main au pied du lit; enfin, il n'y avait pas jusqu'aux personnes entourant le malade, lesquelles parussent à ce dernier avoir la tête en bas, etc.

Jusque-là, toutes ces sensations qui se succédaient en un temps plus court que celui que nous avons mis à les décrire, étaient nettement perçues par le malade qui en manifestait son étonnement et répondait juste aux questions à lui adressées. Mais bientôt arrivaient les vomissements, et alors, soit que la vue fût fatiguée de cette vision inaccoutumée, soit plutôt à cause des progrès du mal, le malade fermait les yeux et tombait dans un demi-assoupissement d'où il ne sortait que pour vomir. Un peu plus tard, la parole s'embarrassait singulièrement, de même que cela arrive dans quelques formes d'apoplexie cérébrale, et l'on avait beaucoup de peine à obtenir quelques réponses distinctes. Lorsque le malade articulait à grand'peine, ce n'était que des mots inachevés ou des phrases interrompues ; tout ce que l'on pouvait comprendre, c'est que le malade, ayant conscience de sa position, regardait sa fin comme prochaine et inévitable.

Tout ceci continuait en s'exagérant de plus en plus tant que durait la période d'augment, puis diminuait de même avec la période suivante. L'accès passé, il ne restait plus au malade qu'un vertige plus ou moins fatigant et une prostration en rapport avec l'intensité du paroxysme.

L'affection que nous venons de décrire fut observée par nous chez onze malades et durant la période de douze à quatorze jours environ. Vraisemblablement, à la même époque, nos confrères de la localité durent observer de semblables cas, ce dont pourtant nous ne nous sommes point assuré.

Chez tous nos malades, l'affection n'atteignit pas une intensité aussi grande que celle qui lui est attribuée dans le tableau qui précède, tableau qui expose le *summum* d'intensité qu'elle offrit chez trois malades seulement. Notons que ces trois malades furent aussi les trois premiers.

Des huit autres cas, six éclatèrent peu après, chez lesquels l'affection fut de beaucoup moins intense, les accès consistant en de simples maux de cœur ou nausées survenant brusquement pendant la nuit, accompagnés ou non de vomissements.

Enfin, la même affection fut tellement légère chez les deux derniers malades, qu'elle n'eût probablement pas attiré notre attention d'une manière spéciale, sans la connaissance des cas précédents avec lesquels nous crûmes lui trouver quelque analogie.

Tous ces cas se liaient en effet par un symptôme commun accusé par tous les malades, quoique à un degré un peu différent, à savoir, le symptôme vertige étudié plus haut, lequel symptôme, fort ou faible, ne manquait chez aucun et maintenait chez tous un caractère de *permanence* fort remarquable.

C'est ainsi que, dans l'intervalle des accès nocturnes, ceux-ci ayant été intenses ou légers, le malade n'en conservait pas moins, durant la journée, alors que tout autre malaise avait disparu et qu'il jugeait pouvoir vaquer librement à ses occupations, un tournoiement de tête continuel et qui l'accompagnait partout. Chez un de nos malades chez qui les paroxysmes nocturnes avaient été fort intenses, le vertige, quoique moins prononcé que pendant les accès, fut tel, qu'il s'opposa, durant les deux premiers jours de la convalescence, à ce que le sujet pût être debout ou seulement assis ; dès que le tronc se redressait, tout recommençait à tourner autour du malade, et il fallait de toute nécessité qu'il reprît la position étendue. Chez ce même malade, pendant plusieurs jours encore, la marche demeura vacillante et analogue à celle d'un homme ivre; la crainte de tomber dans la rue l'obligeait de se faire accompagner, afin de pouvoir s'appuyer au besoin sur le bras de quelqu'un.

Pour les malades moins maltraités, chez qui l'accès nocturne n'avait donné lieu qu'à quelques vomissements modérés ou à de simples nausées, le vertige, entre les accès, n'en fut pas moins assez prononcé pour les contraindre à rester à la chambre pendant plusieurs jours, et cela en dépit d'un état d'intégrité satisfaisant de toutes les fonctions en général.

Enfin, d'autres chez qui l'accès nocturne, en tant que vomissements et nausées, manquait complètement, le vertige, lui, ne faisait pas défaut et consistait en un tournoiement de tête constant et plus ou moins marqué à certaines heures du jour ou de la nuit, de la nuit en particulier.

Chez tous nos malades, les moins comme les plus fortement compromis, la terminaison fut heureuse; il est essentiel d'ajouter que, pour ces derniers, la terminaison favorable coïncida avec l'emploi d'un traitement assez énergique, ainsi que nous le dirons tout-à-l'heure. Cette dernière circonstance nous empêche, on le voit, de rien préjuger de la terminaison spontanée, bonne ou mauvaise, qui, dans ces cas, serait survenue. Cependant, si nous en augurons de l'intensité vraiment considérable que présentèrent les paroxysmes chez trois malades principalement, peut-être serions-nous autorisé à croire que, vis-à-vis de ces derniers, du moins, il y aurait eu péril à rester dans l'inaction?

En résumant les caractères expressionnels principaux de l'affection que nous venons de décrire, nous aurons: vertige plus ou moins intense et *permanent* s'exaspérant d'une manière notable pendant la nuit, de façon à constituer de véritables accès intermittents quotidiens, accès caractérisés en outre par des vomissements et des déjections alvines en nombre variable, ou seulement par des nausées plus ou moins fatigantes.... Ceci suffisait, au sein d'une constitution paludéenne non douteuse, pour asseoir le diagnostic d'une intoxication; d'un autre côté, le rôle secondaire et tout particulier de l'état fébrile (ralentissement et dépression du pouls au début), la *permanence* du vertige, enfin, l'époque de l'année où éclataient ces cas d'intoxications (mois de février), tout ceci concourait à nous faire regarder lesdites intoxications comme spéciales et différentes à certains égards des intoxications paludéennes ou intoxications proprement dites.

Quoi qu'il en soit, et en vue de notre diagnostic principal, une médication quinique fut instituée. En conséquence, des lavements faits avec la décoction de quinquina jaune, additionnée de sulfate de quinine, 10 à 20 décigrammes par lavement administrés immédiatement après l'accès et répétés dans l'intervalle, suivant l'urgence, furent notre médication principale : médication qui, chez tous nos malades, obtint un succès complet, à savoir que, sous son influence, les vomissements, selles diarrhéiques, nausées, en un mot, l'exacerbation nocturne se suspendait immédiatement ; le vertige seul, chez plusieurs de nos malades, parut plus rebelle et persista pendant plusieurs jours encore : circonstance qui, ainsi qu'on le verra plus tard, peut trouver sa raison dans le genre particulier de la maladie et peut-être un peu aussi dans la négligence des malades qui, une fois débarrassés de leur accès nocturne, ne voulaient plus s'astreindre à continuer la médication.

Divers cas, absolument semblables à ceux que nous venons de décrire, avaient été déjà rencontrés par nous dès l'année 1846. Ces cas moins nombreux, trois ou quatre tout au plus, bien qu'ayant assez médiocrement attiré notre attention pour que nous n'eussions pas jugé à propos de les mettre en note, n'en étaient pas moins restés dans notre souvenir ; c'est pourquoi, quand arriva la nouvelle série de ceux de l'année suivante, notre connaissance était déjà faite. L'idée nous vint alors d'enregistrer sommairement ces derniers cas et de noter les circonstances météorologiques concomitantes.

C'est le résultat de ce travail accompli avec toute l'exactitude dont nous sommes susceptible, qui nous mit en possession de la relation qu'on vient de lire.

Nous n'avions certes pas la pensée, à cette époque, qu'une acquisition aussi peu importante en apparence pût servir de jalons devant nous conduire plus tard à des considérations d'une utilité beaucoup plus générale.

Dans le courant de l'année 1847, principalement en avril et en mai, d'autres cas fort analogues encore aux précédents s'offrirent çà et là que nous n'eûmes pas le loisir de mettre en note. Ces cas différaient néanmoins des précédents, d'abord, par la marche des symptômes, lesquels, bien qu'étant les mêmes à l'ensemble (vertige, nausées, vomissements, etc.) ne comportaient cependant pas le type intermittent. D'autre part, la coïncidence d'une atmosphère brumeuse, notée antérieurement, faisait défaut pour ceux-ci; enfin, et cette circonstance en elle-même était assez remarquable, ces derniers cas éclataient tous dans le bas de la ville (1) et ne se montraient point du tout dans les parties hautes.

Ces différences que l'expérience devait bientôt nous apprendre à considérer comme fort secon-

---

(1) Le bas de la ville d'Alger est, comme on le sait, contigu à la mer.

daires dans l'espèce, nous détournèrent d'abord d'employer la médication quinique qui nous avait si bien réussi antérieurement, et dont le succès, dans ces derniers cas, n'eût pas été moindre, ainsi qu'on va le voir.

Au mois de juin suivant, ayant été appelé dans une maison située précisément encore dans le bas de la ville, et y ayant rencontré un nouveau cas semblable aux derniers, cas qui fut noté avec soin et qu'on trouvera décrit tout au long dans la suite de ce travail, la ressemblance, disons mieux, l'identité parfaite de ce cas avec le Mal de mer ordinaire dont la malade se disait atteinte (assertion que nous trouvions assez plaisante eu égard à la situation du sujet en terre ferme), nous préoccupa vivement pour la première fois!

La conclusion qui se présenta tout d'abord à notre esprit fut qu'il pouvait bien exister à terre certaines affections ayant quelque ressemblance symptomatique avec le Mal de mer, tout en étant de nature différente.

En attendant, et l'état de la malade nous paraissant peu grave, nous bornâmes nos prescriptions à quelques préparations anodines.

A notre visite de l'après-midi, le vertige, les nausées et les vomissements avaient continué et continuaient de plus belle; la malade ne pouvait se dresser sur son séant sans être prise aussitôt d'un tournoiement de tête accompagné d'un mal de cœur intense. Sur notre observation que la croisée de la chambre était hermétiquement fermée et qu'il régnait dans la pièce une chaleur suffocante, la malade nous répondit qu'elle avait précisément fait fermer cette croisée depuis quelques heures, ayant cru s'apercevoir que, lorsqu'elle était ouverte, le vertige et les vomissements en étaient beaucoup augmentés.

Sans accorder la moindre importance à cette remarque, nous nous étions approché de ladite croisée, laquelle donnait en plein sur la mer dont elle n'était séparée que par l'esplanade Babel-Oued, et laissait voir un coup-d'œil magnifique. L'envie nous prit d'ouvrir cette croisée, et nous y étions à peine placé, qu'un vent humide et frais, nous frappant au visage, vint nous apporter par bouffées l'odeur caractéristique de la surface marine qu'il venait de traverser.

Désagréablement impressionné par ce messager incommode, nous ne fûmes pas long à lui barrer le passage, nous contentant de substituer à notre prescription du matin une médication antispasmodique non moins anodine, faute de meilleure.

Réfléchissant peu après à la singulière affection de notre cliente, affection qui, par ses symptômes, vertiges, nausées et vomissements, ressemblait beaucoup, à part l'intermittence, aux intoxications du mois de février précédent, dont nous possédions la relation écrite; comparant ensuite les phénomènes météorologiques signalés dans cette relation, et la part que nous avions cru devoir, à l'époque, attribuer à ces phénomènes dans la production desdites intoxications, avec la coïncidence du voisinage de la mer présentée par tous les cas analogues observés depuis, coïncidence que le fait du jour même reproduisait dans toute sa force...., ce fut alors que nous vînmes à nous demander sérieusement si le voisinage de la mer n'aurait pas quelque influence sur la production de ces affections?

Nous poser cette question et songer à ces paroles toutes récentes de notre malade exprimant que : *la croisée ouverte augmentait chez elle le vertige et les nausées;* paroles qui, rapprochées de l'impression désagréable que fit sur notre individu le contact de cet air imprégné de marée, nous semblaient maintenant fort naturelles; tout cela ne fut qu'un éclair, mais éclair qui illuminait toute l'étendue du problème, ainsi que la route à suivre!

Mais, disions-nous, si l'influence de la mer peut donner lieu à des affections si semblables au Mal de mer, pourquoi ne pourrait-elle pas développer le Mal de mer lui-même?.............

Mais, si l'influence de la mer peut donner lieu au Mal de mer, ce ne peut être que par une influence *toxique* ou *miasmatique*..... Serait-ce donc une influence miasmatique émanant de la mer qui a produit les intoxications observées par nous au mois de février?.... Mais ces intoxications ont été guéries par le sulfate de quinine;.... peut-être pourrait-on guérir par le même médicament les cas analogues non-intermittents observés depuis, celui du matin entre autres?.... Peut-être, enfin, pourrait-on, par ce même médicament, guérir le Mal de mer lui-même?

L'importance de ces deux dernières questions était telle, que leur solution immédiate devait être tentée.

La première fut résolue affirmativement dès le lendemain où, ayant prescrit huit décigrammes de sulfate de quinine en pilules à notre malade de la veille, celle-ci se trouva délivrée presque instantanément de son indisposition vertigineuse.

Ce cas et les autres analogues étaient donc bien de même nature que ceux recueillis en février, c'est-à-dire de nature miasmatique.......

Restait l'autre question, non moins importante, celle relative à l'action favorable ou non du sulfate de quinine contre le Mal de mer!

On verra plus tard la solution définitive que nous lui avons donnée.

Pour le moment, disons que le résultat de nos premières tentatives, à cet égard, fut aussitôt assez satisfaisant pour nous autoriser à entreprendre l'étude du Mal de mer au point de vue d'une véritable *intoxication marine*.

Nous venons d'exposer la série de circonstances

et de raisonnements qui nous a conduit d'une façon irrésistible, en quelque sorte, à l'adoption de cette idée que, l'influence de la mer (influence miasmatique) est la cause *essentielle* du plus grand nombre, pour ne pas dire de toutes les intoxications *vertigineuses*, qui éclatent le long des littoraux, aussi bien que du Mal de mer lui-même.

C'est au développement de cette dernière idée, en particulier, et à sa démonstration, étayée de preuves théoriques et pratiques, que nous avons appliqué tous nos efforts.

Le travail qu'on va lire se compose de *trente-quatre propositions* qui s'enchaînent les unes les autres, tout en se subdivisant en cinq parties bien distinctes.

La première, RÉFUTATION, indique assez, par son titre, le but qu'elle se propose.

Nous ne pouvions, en effet, prétendre à l'édification d'une théorie nouvelle du Mal de mer sans montrer, au préalable, le néant des théories existantes, notamment de celles qui font le Mal de mer un produit du balancement du navire.

La deuxième, SYMPTOMATOLOGIE, étudie le Mal de mer au point de vue de ses symptômes seuls, et abstraction faite de toute idée préconçue, relative à la cause miasmatique ou non, de l'affection marine.

La troisième, ETIOLOGIE, aborde la question des causes prochaines et éloignées et des conditions subjectives du Mal de mer.

Cette partie renferme plus d'une assertion non prouvée, bien que probable : assertions que des recherches ultérieures pourront seules sanctionner ou détruire, et que, pour le moment, bien des esprits pourront taxer de pures hypothèses.

Placé que nous étions entre la nullité des théories actuelles, la pénurie de la science d'un côté, et l'évidence pressante des faits, de l'autre, pouvions-nous faire autrement que de conclure?.... Eût-il été plus sage de rester dans le doute?.....

Quant à nous, nous croyons qu'on doit toujours préférer une hypothèse qui fait marcher la science à une prudente retenue qui l'immobilise.

La quatrième, NATURE et CLASSIFICATION, s'occupe de la nature du Mal de mer, assigne le rang qu'il doit occuper dans la série des êtres pathologiques, pose le diagnostic différentiel de cette affection, etc.

Enfin, la cinquième, THÉRAPEUTIQUE, établit l'efficacité de l'agent expérimenté par nous contre le mal de mer (*sulfate de quinine*), montre que cette efficacité est ici, comme ailleurs, préventive et curative, et donne la raison de la double efficacité propre à ce médicament.

Il est à noter que, ainsi que nous le ferons remarquer plus tard, ces trois dernières parties, la thérapeutique surtout, constituent, en faveur de la théorie miasmatique du mal de mer, un mode de démonstration à la fois complet et rigoureux.

RÉFUTATION.

§ 1. L'opinion la plus accréditée touchant le développement du Mal de mer est que ce mal est causé par le balancement du navire.

Il n'est plus question aujourd'hui, et si nous en parlons, ce n'est que pour mémoire, de l'opinion de ceux qui prétendent que le mal de mer est produit par le miroitage de la surface des eaux, ou par le frémissement particulier et monotone des flots et des vents, ou bien encore par suite d'une aberration de l'imagination, etc. L'expérience a depuis longtemps fait justice de toutes ces explications, en montrant les aveugles, les sourds, etc., sujets au mal de mer tout comme ceux en possession de la plénitude fonctionnelle des organes des sens. Quant à ce qui est de l'imagination, il est notoire que les aliénés, voire même les animaux domestiques n'échappent pas davantage à l'affection marine.

Il n'en est plus de même des mouvements du bâtiment (roulis et tangage), lesquels sont au contraire généralement considérés aujourd'hui comme la circonstance capitale qui préside au développement du mal de mer !

Nous réfuterons tout-à-l'heure cette opinion, et montrerons qu'elle n'est pas mieux fondée que les précédentes. Pour le moment, nous tenons à constater seulement l'accord unanime qui règne à cet égard entre les auteurs qui se sont le plus récemment occupés du mal de mer, et, notez bien ceci, quelle qu'ait été d'ailleurs leur profession de foi touchant la nature de ce mal.

Ainsi, pour ceux qui font dépendre le mal de mer d'un état du cerveau, de nature congestive (Wollaston), pour ceux qui affirment que cet état est de nature anémique (M. C. Pellarin), pour d'autres qui, négligeant toute participation du cerveau, admettent que le mal de mer dépend uniquement d'un chatouillement exercé sur le diaphragme par le paquet intestinal (M. Jobard de Bruxelles), etc., etc. Pour tous ces auteurs, le balancement du bâtiment en est la cause déterminante, essentielle, ni plus ni moins!...

Cette simple considération suffirait dejà pour frapper de discrédit l'influence présumée, en question ; car on conçoit difficilement *à priori* comment un seul et même ordre de causes (causes purement mécaniques et variant dans des limites fort restreintes), pour aboutir à un seul et même résultat, le mal de mer, est passible d'interprétations aussi diamétralement opposées.

§ 2. Le balancement du navire ne saurait être considéré comme la cause essentielle du Mal de mer, parce que l'intensité de ce mal n'est nullement en proportion régulière avec l'intensité du balancement.

Certaines théories examinées superficiellement paraissent rationnelles, qui, vues de près, ne peuvent supporter l'examen le moins approfondi !

Ceci s'applique de tout point à la théorie qui prétend expliquer le mal de mer par le balancement du navire.

Au premier abord, rien ne semble plus naturel que cette théorie, et pourtant, comment concilier les soi-disant congestions ou anémies cérébrales, chocs contre le diaphragme, etc., tous phénomènes que le balancement du navire, au dire des auteurs, développe au sein de l'organisme, et dont l'expression commune est le mal de mer; avec l'absence complète de semblables phénomènes, et par suite du même mal, au milieu de cent autres circonstances plus ou moins analogues au balancement incriminé?

Comment se fait-il que, par exemple, dans nos écoles de cavalerie, dans nos fêtes où se trouvent réunis tant de jeux ascensionnels, descensionnels, circulaires; dans nos établissements gymnastiques, chez l'enfant qu'on berce, partout enfin où le corps de l'homme est appelé à s'incliner dans tous les sens, à recevoir les impulsions les plus variées, comment se fait-il, dis-je, que le mal de mer soit si rare?

Il est pour le moins singulier que l'homme, tant qu'il est à terre, puisse affronter impunément les secousses et balancements les plus variés et les plus considérables, et, du moment qu'il se trouve sur mer, la même innocuïté n'existe plus pour lui!

Voici un voyageur que des affaires pressantes ont contraint de faire le trajet de Paris à Marseille, ou de Paris au Hâvre, dans une patache esclopée, et Dieu sait s'il y a été secoué, balloté, contus?

Quelle maladie en a-t-il retirée ? Aucune, ou à peu près ! c'est-à-dire que, durant la route, cet homme a bu et mangé avec appétit, et qu'à son arrivée, sauf un peu de brisure des membres, sa santé est tout aussi satisfaisante qu'au moment du départ.

Quittant la voiture, notre homme s'embarque. Le bâtiment n'a pas franchi la passe, déjà notre passager chancèle comme s'il était ivre ; il veut manger, le cœur lui vient sur les lèvres ; bref, il vomit et se couche non sans maudire mille fois la mer et le navire qu'il troquerait de grand cœur contre le maigre coussin de sa cahoteuse berline.

Qui a pu causer ces résultats si opposés? Le balancement du navire, direz-vous ? Allons donc !.....

Le roulis et le tangage réunis qui, la plupart du temps, ne feraient pas verser un verre d'eau, auraient réussi, à votre avis, à troubler profondément la circulation cérébrale, chez cet homme, alors que les secousses comparativement énormes du voyage de tout-à-l'heure n'auraient pas même provoqué chez lui un simple étourdissement?... Le roulis et le tangage réunis seraient susceptibles de projeter la masse intestinale contre le diaphragme, et les soubresauts violents et répétés d'une voiture courant sur la grande route ne pourraient y parvenir ?....

Mais, objecterez-vous, il n'y a aucune parité à établir entre les ébranlements dont vous parlez et ceux qu'occasionne le balancement d'un navire ! Ici, les oscillations, tant d'avant en arrière que de latéralité, sont fondues, combinées de telle sorte que, de l'ébranlement *spécial* qui en résulte, naît une affection *spéciale* aussi, le mal de mer !

Au surplus, ajouterez-vous, le mal de mer n'est point aussi rare à terre que vous le prétendez, témoin le jeu de l'escarpolette, l'exercice de la voiture, etc., qui le déterminent assez fréquemment !

Nous allons répondre tout de suite à la seconde partie de cette objection. Quant à celle relative à l'idée de spécialité attribuée au balancement du navire, la démonstration complète de la proposition en tête de ce chapitre la réfutera suffisamment.

Nous sommes loin de nier que le balancement de l'escarpolette, de la voiture, voire même celui d'un bâtiment ne puissent déterminer chez l'homme une affection vertigineuse. Nier ceci, serait nier l'évidence. Mais on voudra bien nous accorder en même temps que l'affection vertigineuse dont il est ici question, diffère considérablement du mal de mer proprement dit, ne serait-ce qu'au point de vue de sa fréquence relative.

En effet, s'il est positif que le balancement de l'escarpolette, de la voiture, etc., produisent le vertige, il n'est pas moins certain aussi que cet effet ne se manifeste que chez la minorité des individus, et nullement chez la généralité. C'est-à-dire que, dans le monde, il est des sujets qu'une idiosyncrasie particulière empêche de se livrer impunément aux mouvements de l'escarpolette, de la voiture; au même titre que, dans le monde également, il est d'autres sujets qui éprouvent une répugnance invincible pour tel mets, telle odeur, etc., ce qui n'empêche pas de considérer ce mets, cette odeur, l'escarpolette, la voiture, etc., comme parfaitement inoffensifs envers la grande majorité.

Quant au mal de mer, serait-il exact d'avancer que cette affection ne frappe que l'exception ?

Non certes! Il est surabondamment démontré que le mal de mer sévit au contraire sur la grande généralité des individus, et que c'est seulement l'infime minorité qui échappe.

Nous avons, en outre, de fortes raisons de penser que le mal de mer, à un degré faible, est beaucoup plus commun encore qu'on ne le croit communément.

A cet égard, nous dirons qu'il résulte de renseignements puisés par nous à source certaine, que ce mal est même assez fréquent parmi ceux chez lesquels on est le moins porté à le soupçonner, savoir, les marins !

C'est ainsi qu'il n'est pas rare, pendant le cours d'une traversée ordinaire, de voir des officiers, des matelots, au milieu de la manœuvre, être atteints du mal de mer à plusieurs reprises, avec cette différence que, chez eux, cette affection revêt en général une moyenne intensité et dure peu.

La personne de qui nous tenons ces renseignements, officier supérieur de marine, en possession d'une vaste expérience, nous disait avoir souvent remarqué que le mal de mer sévissait avec d'autant plus d'intensité et de fréquence sur les hommes de son équipage, que ces derniers avaient fait un plus long séjour à terre, et s'y étaient livrés à plus d'excès et fatigues de tout genre. Nous reviendrons plus tard sur cette particularité.

La même personne nous disait encore : « Les marins, les jeunes officiers surtout, mettent un grand amour-propre à paraître insensibles au mal de mer ; il m'arrive souvent d'en surprendre qui, ayant le cœur sur les lèvres, affectent devant les passagers une assurance qu'ils sont loin de posséder pleinement. »

S'il en est ainsi des marins, c'est-à-dire de ceux qu'une longue habitude et une constitution éprouvée préservent le mieux du mal de mer, combien cette affection ne doit-elle pas être plus fréquente encore parmi ceux qui, comme les passagers, n'ont pas la même force de résistance acquise !

Les considérations qui précèdent établissent qu'à l'égard du vertige, causé par l'escarpolette, l'innocuïté est la règle, et la non-innocuïté l'exception; tandis que, pour le mal de mer, l'innocuïté est l'exception, et la non-innocuïté la règle.

Si donc vous prétendez assimiler au mal de mer le vertige de l'escarpolette, par cela seul qu'il existe une analogie très réelle entre le balancement d'une escarpolette et celui d'un navire, il restera toujours à expliquer la fréquence incomparablement plus grande de l'affection marine !

C'est là une lacune énorme, lacune qui s'oppose à ce que l'assimilation en question puisse être franchement acceptée.

De tout ceci, et, en attendant plus ample informé, il nous paraît rationnel de conclure que : puisqu'il est démontré que les secousses d'une voiture, le balancement d'une escarpolette, d'un navire, etc., sont susceptibles de développer exceptionnellement le vertige, il est également très probable qu'ils ne sauraient engendrer le mal de mer proprement dit, cette affection vertigineuse étant infiniment plus générale que la précédente, et sa production exigeant par conséquent et de toute nécessité l'intervention de causes autrement puissantes et générales.

Abordons maintenant la proposition actuelle qui exprime : *L'intensité du mal de mer n'est nullement en proportion régulière avec l'intensité du balancement du navire.*

Si, comme cela est généralement admis, le balancement du navire engendrait le mal de mer, il devrait nécessairement exister entre cette cause et son effet une corrélation telle, que l'intensité de l'un fût régulièrement proportionnelle à l'intensité de l'autre.

On a remarqué, ce qui est vrai, et les fauteurs

de la théorie que nous combattons n'ont pas manqué de s'en prévaloir, que des mouvements de navire très prononcés, tels que ceux développés par un temps d'orage, s'accompagnent ordinairement d'un Mal de mer fort intense! Restait à rechercher si la réciproque est également vraie, si, par conséquent, des mouvements de navire très faibles sont suivis, dans la généralité des cas, d'un Mal de mer peu intense et pour ainsi dire insignifiant?

Par malheur, l'observation la plus vulgaire vient infirmer complètement cette dernière présomption, puisque rien n'est moins rare que la vue de passagers horriblement malades sur mer par le plus beau temps et en dépit de la bénignité des mouvements du navire; nous pourrions ajouter, car nous en fournirons la preuve plus tard, souvent même en dépit de l'absence complète de ces mouvements!

Au point de vue de l'aptitude à contracter le Mal de mer, on peut diviser les individus en trois catégories aussi distinctes que naturelles: *A*. Ceux qui ne sont jamais malades, ou ne le deviennent qu'exceptionnellement et durant un temps fort court, exemple, les marins; *B*. Ceux qui sont malades conditionnellement, c'est-à-dire avec une mer mauvaise, et qui, dans le cas contraire restent bien portants; *C.* ceux enfin qui, peu ou beaucoup, sont toujours malades, que la mer soit bonne ou mauvaise. Ces derniers ne sont pas les moins nombreux.

Cette division, dont personne ne contestera la légitimité, démontre mieux que tous les raisonnements l'indépendance véritable dans laquelle se trouve le Mal de mer par rapport au balancement du navire.

En effet, dans la théorie qui veut que le Mal de mer soit produit par le balancement du navire, ce balancement rend fort bien compte de l'invasion de l'affection marine chez les individus des catégories A et B; mais comment expliquera-t-il la même affection chez ceux de la catégorie suivante? Chez ceux surtout qui, au milieu d'un calme plat, ne peuvent se tenir debout sans vomir à outrance.

Et qu'on n'aille pas dire que ces derniers individus sont des êtres chimériques inventés à plaisir, car nous citerions alors d'autres individus à nous connus personnellement, chez qui l'aptitude au Mal de mer est encore bien plus grande, puisqu'ils ne peuvent approcher d'un port, encore moins se promener quelques minutes près du rivage sans éprouver à l'instant vertige et nausées, et ne sauraient, par quelque temps que ce soit, se rendre seulement à bord d'un navire sans vomir jusqu'à perdre connaissance pendant le trajet !

Ces faits, nous le répétons, sont tout-à-fait incompréhensibles dans l'hypothèse de l'intervention nécessaire du balancement du navire, et l'on est en droit de se demander comment une théorie aussi incomplète a pu leur survivre ?

Lorsque nous aurons indiqué la cause essentielle du mal de mer, que nous aurons surtout fait voir comment, sous l'influence de cette cause, ce mal se développe encore, là où il n'est plus possible d'en appeler à un balancement quelconque, c'est-à-dire en *terre ferme !.....* les faits ci-dessus deviendront clairs, parfaitement intelligibles, et en même temps l'indépendance entre le mal de mer et le balancement apparaîtra dans toute son évidence rigoureuse. Poursuivons.

Au temps où les navires à voiles étaient le seul mode connu de voyager sur mer, il était difficile de ne pas accorder au balancement du navire une grande influence sur le mal de mer, par la raison qu'un balancement fort ou faible

avec ce système de navigation, est chose constante.

Un mode de progression sur mer, qui, en certaines circonstances données, eût été exempt de balancement bien appréciable, pouvait seul juger l'influence en question. Les bateaux à vapeur sont venus en quelque sorte tout exprès.

Aujourd'hui, grâce à la vapeur, les voyages sur mer sont devenus possibles en tout temps, même avec le calme le plus parfait.

C'est ainsi que, pour la traversée d'Alger à Marseille, par exemple, et pendant la belle saison, cinq à six mois environ, rien n'est plus fréquent que de voir les bateaux à vapeur se mettre en route en l'absence de toute brise et par une mer tranquille comme un lac. Dans ces traversées-là, tout le monde a pu le vérifier, le navire glisse sur les eaux sans éprouver d'oscillations sensibles, et, n'était l'immensité de l'horizon liquide, les passagers pourraient encore se croire en terre ferme. Or, en telles circonstances, nous le demandons, d'où vient donc que le mal de mer éclate, sinon chez tous les passagers, au moins chez bon nombre d'entre eux?

Si pourtant le mal de mer était véritablement causé par le balancement du navire, ce mal devrait disparaître, ou tout au moins, s'atténuer considérablement durant les traversées où le balancement est à peu près nul. Ceci arrive, il est vrai, pour quelques passagers heureusement privilégiés ou habitués de longue date à la mer; quant aux autres, et c'est le plus grand nombre, ces derniers sont malades, les uns plus, les autres moins, absolument, ou à peu de chose près, comme lorsque le navire oscille avec force.

Nous terminerons par une remarque fort importante, que nous ne faisons que mentionner ici, nous réservant d'y revenir plus tard avec détail.

Puisqu'il est constant que les bâtiments à vapeur, pendant le calme ordinaire de la belle saison, comportent un balancement (roulis et tangage) infiniment moins marqué que celui des bâtiments à voiles, qu'on nous dise si, depuis que l'usage des vapeurs s'est généralisé, le mal de mer, pendant ladite saison, est devenu moins fréquent ou moins intense qu'autrefois, et, partant, les traversées plus agréables?

La réponse à notre question est négative; il y a plus, c'est que, de l'avis de tous les passagers ayant eu de fréquentes occasions de voyager, tantôt d'une façon, tantôt de l'autre, le mal de mer est, toutes choses égales d'ailleurs, beaucoup plus fréquent et intense sur les bâtiments à vapeur que sur les bâtiments à voiles.

Il n'y a pas longtemps qu'un de nos clients, homme robuste et habitué de longue date à la mer, nous disait qu'il était fort contrarié de ne pouvoir effectuer son retour en France sur un bâtiment à voiles. « Sur les voiliers, à l'époque » où nous sommes, ajoutait-il (c'était pendant » la belle saison), je ne suis jamais malade, » tandis que sur ces maudits vapeurs le mal de » mer m'assiége constamment! »

Cette dernière remarque tend directement à ruiner sans retour l'influence présumée du balancement du navire sur le mal de mer.

En résumé, nous venons de montrer : mal de mer fort avec balancement fort ou faible; mal de mer fort ou faible sans balancement appréciable; concluons donc : l'intensité du mal de mer n'est nullement en proportion régulière avec l'intensité du balancement du navire. Concluons donc, par contre-coup : le balancement du navire (cause spéciale ou non spéciale) ne saurait être la cause essentielle du mal de mer!

§ 3. L'agitation des eaux coïncide plus fréquemment que le balancement du navire avec le Mal de mer.

Il est remarquable que, dans la plupart des théories présentées jusqu'à ce jour sur le mal de mer, il est fait longue mention du roulis, du tangage et de maintes circonstances plus ou moins secondaires, dont l'influence sur le mal de mer est discutée avec soin; quant à l'agitation de la mer, personne n'en dit mot, ou, tout au moins, nul ne se donne la peine de rechercher s'il n'existerait pas, entre cette agitation et le mal de mer, une relation plus intime que celle qui est signalée entre ce même mal et les circonstances précédentes !

Un tel rapprochement n'eût pourtant pas été absolument stérile, puisqu'il aurait pu contribuer puissamment, ainsi qu'on le verra plus tard, à la solution du problème touchant la cause essentielle de l'affection marine.

Nous le disons, par anticipation, l'influence de cette circonstance est à nos yeux tellement certaine, que nous ne craignons pas d'avancer que partout où le mal de mer peut se développer ou existe déjà à un faible degré, l'agitation des eaux survenant, le mal de mer apparaît ou augmente aussitôt d'intensité !

N'ayant pas à nous occuper encore du mécanisme en vertu duquel l'agitation des eaux réalise envers le mal de mer le double résultat que nous venons d'énoncer, nous allons nous borner à vérifier s'il est vrai que l'agitation des eaux et le mal de mer coïncident fréquemment l'une avec l'autre, et si, surtout, cette coïncidence est plus constante que celle qu'on a signalée entre le même mal et le balancement du navire.

Afin de bien fixer les idées, établissons au préalable que l'agitation de la mer est de deux sortes : l'une, qui se produit toutes les fois que le vent souffle avec force et que la mer est forte, cette agitation est naturelle et peut être appelée *générale;* l'autre, qui a lieu par le fait seul d'un navire en marche, agitation limitée au volume et au genre du navire, appréciable seulement auprès de lui et pouvant se produire au milieu d'une mer absolument calme au loin; agitation enfin artificielle, et que, par opposition à la première, nous nommerons *locale*.

La distinction que nous venons d'établir peut

paraître puérile au premier aspect? Cette distinction n'en est pas moins réelle et son importance rien moins que supposée, ainsi qu'on le verra plus tard.

Cela posé, rentrons dans les termes de la proposition actuelle.

On pourrait, à propos de la coïncidence formulée dans ladite proposition, nous objecter d'abord ce qui suit : S'il est vrai que, sur les bâtiments à voiles, le mal de mer coexiste sans cesse avec l'agitation des eaux, cela dépend tout simplement de ce que les voiliers ne peuvent marcher qu'avec la brise qui agite toujours, plus ou moins, la surface liquide; tandis qu'avec les vapeurs, par exemple, lesquels marchent en tout temps, et par le calme le plus plat, l'agitation des eaux, dans ces cas, est tout-à-fait nulle, bien que sur les vapeurs et par ces temps de calme (ainsi que vous l'avez fait observer plus haut), le mal de mer y est d'ordinaire assez prononcé!

A cela nous répondrons que notre proposition n'implique pas que l'agitation des eaux coïncide *toujours* avec le mal de mer; elle sous-entend seulement que cette coïncidence est très fréquente, tout en exprimant qu'elle coïncide plus fréquemment avec ce mal que le balancement du navire.

Mais, même en acceptant cette objection telle qu'elle vient de nous être posée, il ne nous sera pas difficile de faire voir que, loin d'infirmer la coïncidence dont nous parlons, elle la confirme au contraire de la façon la plus complète, grâce à la distinction établie plus haut.

En effet, s'il est vrai que les bâtiments à vapeur marchent en tout temps, voire même avec un calme plat, il n'est pas moins certain aussi que ces bâtiments ne sauraient progresser qu'à une condition, celle d'*agiter et remuer tumultueusement et sans cesse autour d'eux l'élément liquide!* Il suit de là que, même dans le cas où la brise fait défaut et en dépit du calme plat, l'agitation des eaux n'en est pas moins produite, agitation précisément locale et telle que nous l'avons définie tout-à-l'heure.

Quant à montrer que l'agitation des eaux, générale ou locale, coïncide plus fréquemment que le balancement du navire avec le mal de mer, ceci ressort tout naturellement de ce que nous venons de dire; car toutes les fois que les vapeurs se mettent en route par un calme plat, et précisément à cause de ce calme, le balancement du navire est à peu près nul, alors que pourtant le mal de mer ne cesse de sévir sur bon nombre de passagers, fort surpris qu'ils sont de se sentir malades par une aussi belle mer, comme ils l'expriment.

Ce n'est pas tout : soient maintenant deux navires, l'un voilier, l'autre vapeur, marchant par un temps de brise avec agitation modérée de la mer ? Si vous examinez leur allure, vous verrez que le voilier balance notablement ; tandis que, du côté du vapeur, le balancement est infiniment moindre. Portez ensuite vos regards sur le résultat de leur progression sur les eaux ; vous vous convaincrez de suite que le voilier *effleurant* la surface liquide, trace son sillage sans bruit comme sans effort, tandis que le vapeur *creuse le sien à grand fracas !*

Or, l'expérience vous apprend justement que c'est sur le voilier où le balancement est fort et l'agitation aqueuse *insignifiante*, que le mal de mer est *presque nul ;* et que c'est sur le vapeur où le balancement est très faible et l'agitation aqueuse (locale) *très forte*, que le mal de mer est *fort*.

Nous verrons plus tard, à tirer de ces faits, très peu confirmatifs de la théorie du mal de mer par le balancement du navire, les conséquences qui en découlent rigoureusement.

En attendant, il nous suffit de constater que, dans cet exemple et le précédent, la coïncidence de l'agitation des eaux avec le mal de mer l'emporte incontestablement en fréquence sur celle du balancement du navire avec le même mal.

SYMPTOMATOLOGIE.

§ 4. Le vertige, la répugnance aux sensations & aux mouvements, les nausées, les vomissements & parfois les selles diarrhéiques, constituent l'ensemble symptomatique qui appartient au Mal de mer.

Le mal de mer est assez connu de tout le monde pour qu'il soit superflu d'en donner ici une description minutieuse.

La proposition actuelle qui esquisse les traits principaux de cette affection sera donc une description suffisante.

Toutefois, il nous a paru indispensable, pour la suite de ce travail, d'entrer dans l'analyse raisonnée des phénomènes qu'elle signale et de montrer l'ordre et la filiation de ces phénomènes.

C'est là ce qui va nous occuper dans les propositions suivantes.

§ 5. Le vertige, dans le Mal de mer, est un symptôme essentiel & permanent.

En disant que, dans le mal de mer, le vertige est un symptôme *essentiel*, nous voulons faire entendre que ce symptôme constitue la maladie principale en ce sens qu'il est primitif et qu'il commande à tous les autres symptômes. En ajoutant qu'il est *permanent*, nous voulons indiquer qu'il embrasse toute la durée de la maladie, début, état, terminaison.

C'est là, au surplus, ce qui ressortira clairement de l'énoncé des propositions qui vont suivre.

Voyons d'abord l'essentialité.

§ 6. L'intensité plus ou moins grande du vertige fonde plusieurs variétés de Mal de mer, variétés qu'on peut considérer comme autant de degrés successifs de cette affection, savoir : *A*. Mal de mer léger ; *B*. Mal de mer ordinaire ; *C*. Mal de mer intense.

A. Mal de mer léger ou commençant, caractérisé par : *vertige faible, avec ou sans nausées.*

Tant que le mal de mer est léger, qu'il n'a encore provoqué que peu ou point de nausée, mais point de vomissement, la première sensation désagréable éprouvée par le patient consiste en un tournoiement de tête, sorte de vertige qui serait appelé mieux encore, *ivresse marine.*

A la suite de ce phénomène initial, l'épigastre accuse le plus souvent une sensation de pesanteur particulière accompagnée de dégoût nauséeux que l'expression de, *cœur sur les lèvres*, rend assez exactement.

C'est là ce que ressentent, au commencement d'une traversée, les passagers sujets au mal de mer; c'est là, aussi, pour ceux que des traversées précédentes ont familiarisés avec l'affection marine, les signes avant-coureurs certains de l'invasion du mal.

Le vertige, renfermé dans les limites restreintes que nous venons de tracer, constitue donc un premier degré du mal de mer.

B. Mal de mer ordinaire, caractérisé par : *vertige fort*, *suivi de nausées*, *vomissements*, etc.

Il est assez rare que le mal de mer persiste longtemps au premier degré.

Beaucoup plus souvent, il arrive de deux choses l'une : ou bien la constitution de l'individu l'emporte définitivement sur l'influence des causes du mal de mer, dès-lors toute sensation pénible disparaît et le vertige aussi par conséquent ; ou bien l'organisme, de plus en plus subjugué par l'influence en question, finit par succomber tout-à-fait, ce qui se traduit par une augmentation manifeste du vertige, puis notamment par l'arrivée des nausées et des vomissements espacés de quelques minutes à une demi-heure, une heure.

C'est là le mal de mer confirmé ou au deuxième degré.

Ce deuxième degré, dont l'intensité varie

suivant les individus, est la forme la plus ordinaire du mal de mer.

C. Mal de mer intense, caractérisé par : *vertige intense, vomissements continuels, sueurs froides et lipothymies.*

Chez quelques sujets malheureusement privilégiés, la deuxième forme du mal de mer revêt une intensité extraordinaire, c'est-à-dire que le vertige ou tournoiement de tête atteignant son summum, les nausées et les vomissements se succèdent sans interruption et la peau se couvre de sueur froide ; au bout d'une durée variable, la succession morbide actuelle est marquée par un temps d'arrêt traduisant une sédation nerveuse portée à sa plus haute expression ; alors, pendant quelques secondes ou quelques minutes, plus ou moins, la chaleur abandonne les extrémités, le pouls se concentre, et l'individu, semblable à une masse inerte, paraît sur le point d'expirer. Cet instant d'arrêt écoulé, la succession morbide ci-dessus reparaît de nouveau, et ainsi de suite.

Nous faisons de cette dernière forme qui, comme on le voit, n'est en réalité qu'une exagération extrême de la forme précédente, un troisième degré du mal de mer.

L'exposé que nous venons de tracer touchant les degrés successifs du mal de mer, en montrant que ces degrés sont entièrement réglés par le plus ou le moins d'intensité du vertige, suffirait à établir le caractère d'essentialité que nous avons dit appartenir à ce dernier symptôme. Les deux propositions suivantes achèveront néanmoins de justifier tout-à-fait cette assertion.

§ 7. La répugnance aux sensations & aux mouvements croît, dans le Mal de mer, en raison directe de l'intensité du vertige, & aboutit à la cessation de l'exercice du sentiment & des mouvements volontaires.

L'exactitude de cette proposition se déduit immédiatement de la considération des effets du mal de mer, relatifs, soit au sentiment, soit au mouvement.

Voyons d'abord le sentiment :

Chez le passager atteint du mal de mer au premier degré, § 6, l'intelligence a déjà diminué d'activité et de force, et les sensations de toute nature, sans être encore sensiblement modifiées dans leur exercice, sont devenues pénibles et ennuyeuses. Ainsi, l'attention ne peut que difficilement être fixée sur un sujet quel qu'il soit; ce qui rend la conversation fatigante à soutenir, et les réponses, à la fois courtes et brusques. Dans ces moments-là, quiconque vous interroge, ne fût-ce que du regard, est un importun duquel on s'éloigne au plus vite. Il en est de même des organes des sens pour lesquels l'application de leur excitant naturel commence à être trouvée d'une réalisation plus qu'insipide et presque désagréable. Ainsi, l'éclat du soleil, un bruit répété, les odeurs de toute espèce, y compris les plus suaves, tout fatigue, lasse, impatiente même.

Le vertige augmente-t-il (mal de mer au deuxième degré)? l'inaptitude intellectuelle de tout-à-l'heure est devenue de l'inertie à peu près complète; en même temps, les organes des sens se refusent de plus en plus à remplir leurs fonctions ordinaires. Le malade en plein jour tient volontiers les yeux fermés; tout bruit fort ou léger, un simple craquement l'exaspère; il se tient coi et parle tout au plus pour ses besoins les plus indispensables.

Cette variété de diminution de l'exercice du sentiment est la plus habituelle au mal de mer ordinaire.

Le vertige s'accroît-il encore (mal de mer au troisième degré)? la répugnance aux sensations tant internes qu'externes s'accroît en proportion. Dans quelques cas, cette répugnance est portée si haut, qu'elle équivaut à une abolition momentanée du sentiment.

Le malade alors paraît n'avoir plus conscience de rien; il est indifférent et reste insensible aux excitants de tout genre, si bien qu'à le voir ainsi, on pourrait croire qu'il n'existe plus animalement?

Hâtons-nous de dire que, même dans ces cas, la perte du sentiment n'est jamais qu'apparente et non réelle; le malade, même au plus fort du paroxysme vertigineux, ne cessant de sentir, d'entendre et de juger, à cela près qu'il ne peut réagir à la suite de ces sensations et jugements, ce qui fait que ceux-ci, quant à leur résultat, demeurent de fait comme non avenus.

Voilà pour le sentiment. Voyons le mouvement.

Pour le malade au premier degré du mal, la promenade, encore possible, n'est déjà plus un passe-temps agréable ; d'ailleurs la marche commence à devenir incertaine et mal assurée ; il y a nécessité de s'appuyer de temps en temps en se tenant aux objets voisins, sous peine de trébucher ; aussi, à ce degré de mal de mer, la position assise est-elle de beaucoup préférée.

Voici que le vertige augmente (mal de mer au deuxième degré) ? ici, le plancher, le ciel, la nature entière, semblent entrer en rotation et n'offrir qu'un appui mobile au malade ; celui-ci, après avoir cherché, ou le plus souvent, loin de chercher à se maintenir debout ou assis, et chez qui, d'ailleurs, la répugnance à se mouvoir augmente de plus en plus, finit par échanger sa station actuelle contre une autre plus en rapport avec l'exiguité de ses efforts locomoteurs ; c'est pourquoi il s'étend à terre.

Cette position horizontale, dans laquelle toutes les parties du corps sont mécaniquement supportées et sans aucun effort, est si bien celle qui convient le mieux à l'inertie croissante du malade, que celui-ci la recherche pour ainsi dire à son insu et ne manque jamais d'en retirer un soulagement marqué.

Pour quelques-uns, chez qui le mal de mer n'atteint que rarement le deuxième degré, ce soulagement est tel, qu'il équivaut à une guérison complète. Au bout d'un temps variable, ceux-ci peuvent donc se relever et vaquer librement à leurs loisirs, sauf à se recoucher de nouveau, si besoin est, et ainsi de suite.

Pour d'autres, et ceux-là sont les plus nombreux, la station horizontale n'apporte qu'un soulagement partiel à leur mal, en ce sens que les nausées et les vomissements n'en continuent pas moins; toutefois, encore ici, il est notoire que, tant que la position horizontale est conservée, les vomissements sont moins fatigants et moins répétés, souvent même suspendus pendant un temps plus ou moins long pour ne reparaître qu'avec la cessation de la position horizontale.

Parmi ces derniers malades, il est quelques sujets que la station horizontale ne soulage véritablement qu'à une condition expresse, celle de demeurer non moins immobile qu'un terme! Ici (beaucoup de passagers et nous-même en témoignerions au besoin), le moindre mouvement du corps, de la tête surtout, ne fût-ce que pour l'incliner d'un côté ou de l'autre, quelquefois même la moindre rotation des yeux, suffisent à rappeler le vertige, les nausées, etc.

Jusqu'à présent, par rapport à la position

horizontale employée par les malades au premier et au deuxième degré surtout, du mal de mer, nous n'avons pas eu besoin de spécifier quelle devait être la variété de cette position.

Cependant, la station horizontale, on le sait, est latérale ou plane (décubitus latéral ou dorsal); et il est certain que le résultat de ces deux variétés de station, par rapport à la somme de repos qu'en retire l'économie n'est pas le même dans les deux cas. Ainsi, dans le décubitus latéral, tandis qu'une seule moitié du corps, celle qui repose sur le sol, est réellement stable, l'autre moitié ne jouit que d'un repos instable, forcée qu'elle est, pour se maintenir, de prendre un point d'appui sur la première : point d'appui qui, pour être rendu efficace, exige de toute nécessité un effort, quelque léger qu'il soit. Ceci, pour le dire en passant, explique assez bien pourquoi les personnes qui se reposent en se couchant latéralement, se trouvent dans l'obligation de changer fréquemment de côté.

Ce changement est beaucoup moins souvent obligatoire dans le décubitus dorsal. C'est que, dans cette variété de station, les points d'appui du corps se trouvent répartis sur la plus grande surface possible, suivant des rayons égaux et relativement très courts; de là, pour l'économie, repos général, stable, et inutilité complète d'efforts musculaires.

Si nous arrivons maintenant aux malades du mal de mer au troisième degré, quiconque les a observés a pu se convaincre que l'une ou l'autre des deux variétés de station ci-dessus ne leur est point indifférente, et que le décubitus dorsal est en général celui qu'ils adoptent et conservent le plus possible. La raison en est facile à comprendre et se déduit tout naturellement de la plus grande somme de repos avec moins d'efforts que leur procure cette dernière position.

Nous disons que ces malades conservent le décubitus dorsal le plus possible, ce qui implique qu'ils ne sont pas toujours libres de le conserver? En effet, si le décubitus dorsal est merveilleusement adapté au repos, il est en même temps fort incommode pour vomir; or, comme ces derniers malades vomissent à outrance, force est bien à eux d'abandonner momentanément cette position pour en prendre une plus favorable aux vomissements, à savoir: le décubitus latéral ou abdominal. Dès que ces évacuations leur laissent un peu de répit, la position dorsale est aussitôt reprise. Ajoutons que, par suite des efforts alternatifs nécessaires pour changer ces décubitus, la prostration, déjà si proche, arrive bientôt à son *maximum*, et place ces malades dans la cruelle situation d'éprouver le besoin de vomir sans pouvoir le satisfaire !

En résumé, nous venons de voir : mal de mer, premier degré ou *vertige léger* : exercice du sentiment peu diminué, marche incertaine et fatigante; station assise seule possible.

Mal de mer, deuxième degré ou *vertige fort* : exercice du sentiment fortement diminué ; mouvements de plus en plus restreints et nécessité du décubitus horizontal.

Mal de mer, troisième degré ou *vertige intense* : exercice du sentiment et du mouvement à peu près suspendu.

Reconnaissons donc l'exactitude de la proposition actuelle, à savoir que : dans le mal de mer, la répugnance aux sensations et aux mouvements croît en raison directe de l'intensité du vertige, et aboutit à la cessation de l'exercice du sentiment et à la position horizontale; celle-ci n'étant autre chose, dans ce cas, que le résultat de la cessation de l'exercice des mouvements volontaires.

§ 8. Les nausées, les vomissements & les selles diarrhéiques croissent pareillement, dans le Mal de mer, en raison directe de l'intensité du vertige.

Cette proposition n'a nul besoin d'une démonstration particulière, son évidence ayant été déjà suffisamment mise hors de doute, § 6, à laquelle nous renvoyons.

Des trois propositions qui précèdent, il résulte, ainsi que nous l'avions avancé § 5, que le symptôme vertige, phénomène primitif, régularise, en outre, le reste de l'ensemble symptomatique dans chacun des degrés successifs du mal de mer; d'où il suit que ce phénomène morbide est bien l'élément symptomatique *essentiel* de l'affection marine.

La proposition suivante, en précisant les faits sur une idée reçue relativement à la terminaison du mal de mer, est chargée de démontrer le caractère de *permanence* que nous avons dit appartenir également au vertige.

§ 9. Après la terminaison de la traversée, l'ensemble symptomatique du Mal de mer disparaît, moins le vertige, qui persiste à un degré & pendant une durée variables.

Il est généralement admis que le mal de mer cesse aussitôt qu'on met pied à terre.

Nous avions longtemps cru, sur la foi des narrateurs, qu'il en était ainsi, et notre étonnement fut grand, lorsque, à la suite d'une première traversée fort bonne quant au temps, fort mauvaise, pour nous, quant au mal de mer, ce maudit mal nous poursuivit encore dans le port, les rues, les places, dans notre appartement, dans toutes nos occupations enfin ; et cela, huit jours durant ni plus ni moins.

A vrai dire, ce mal de mer était plus supportable que le précédent ; les vomissements, par exemple, avaient disparu, ainsi que les nausées, et la locomotion, sans être aussi facile et régulière que de coutume, pouvait néanmoins s'effectuer librement. Mais, à part cela, les phénomènes cérébraux proprement dits, savoir : l'inaptitude intellectuelle, et notamment le vertige, duraient toujours et comportaient une intensité presque aussi grande que celle qui est attribuée au mal de mer, premier degré, § 6. Le fait, entre autres, de regarder en haut, nous mettait surtout mal à l'aise, rendait notre marche vacillante et accompagnée de la sensation d'un sol mouvant et prêt à fuir sous nos pas.

A la rigueur, pensions-nous, il n'est pas impossible que, sous ce rapport, nous fassions exception à la règle commune?

Pour nous assurer de cela, il n'y avait qu'à interroger les passagers. Or, il est résulté de nos interrogations faites sur une échelle suffisante que, loin de nous trouver parmi l'exception, à cet égard, nous pouvions nous considérer comme soumis à la règle commune.

A ce propos, il est une particularité que les interrogations ci-dessus nous donnèrent occasion de constater et que nous ne passerons pas sous silence, ne fût-ce que pour la gouverne des interrogateurs futurs : de ceux des passagers consultés par nous sur le fait de savoir s'ils avaient ou non conservé quelque reliquat du mal de mer après leur débarquement; la grande majorité nous répondit tout d'abord, *non*, invariablement ; et les mêmes passagers interrogés un peu après, mais cette fois avec instance, finirent par convenir qu'ils avaient, les uns pendant deux, les autres pendant quatre, six, rarement dix jours, éprouvé des symptômes analogues à ceux que nous avions personnellement resssentis.

Singulière bizarrerie de l'esprit humain, vraiment, que celle qui porte à perpétuer une croyance que, par expérience, on sait être fausse et, cela, dans le seul but de dire comme tout le monde !

En résumé, et ceci complète la démonstration de notre proposition § 5, en ce qui se rapporte au caractère de *permanence* accordé au vertige ; on peut donc établir que le vertige, phénomène que nous avons vu être le symptôme de début et d'état du mal de mer, § 6, 7, 8, en est aussi le symptôme de terminaison.

§ 10. Le Mal de mer léger & ordinaire sont dépourvus de gravité; le Mal de mer intense est quelquefois funeste.

Cette proposition justifie l'utilité pratique de notre division du mal de mer, § 6. En effet, s'il est vrai de dire que les deux premiers degrés du mal de mer sont plus dangereux en apparence qu'en réalité, il faut aussi reconnaître que, lorsque cette affection atteint le *maximum* d'intensité exprimé par le troisième degré, la terminaison n'en est pas toujours et nécessairement favorable.

C'est surtout chez les sujets malades ou convalescents que le développement du mal de mer, porté à ce degré là, peut devenir funeste, en aggravant ou en rappelant l'affection principale, et lui imprimant une marche plus promptement fatale.

D'un autre côté, il n'est pas absolument sans exemple dans la science que, chez certains individus en bonne santé, mais éminemment prédisposés à ce mal, la mort ait pu quelquefois être le résultat immédiat de la perturbation profonde portée dans le système nerveux par l'affection marine ainsi exagérée.

Pour ceux-ci, surtout, la thérapeutique avait donc quelque chose à tenter. Le présent travail est chargé de faire voir qu'elle est loin d'être impuissante en pareil cas.

§ 11. Au point de vue de son ensemble symptomatique, le Mal de mer peut être défini : *Une lésion de l'*INFLUX NERVEUX *cérébro-spinal,* **se traduisant par : la diminution progressive de l'exercice du sentiment & des mouvements volontaires, & la perturbation fonctionnelle du tube digestif.**

Pour vérifier la légitimité de cette définition, il suffira de la rapprocher de l'analyse symptomatique qui précède, § 5, 6, 7 et sq., et l'on verra que cette analyse et la définition du mal de mer, telle que nous venons de la formuler, s'expliquent mutuellement.

On chercherait vainement, en effet, à expliquer le vertige, l'inaptitude intellectuelle et sensoriale, enfin la répugnance aux mouvements ainsi que la marche chancelante qui s'emparent des malades au début du mal de mer, autrement que par une lésion de l'influx nerveux cérébral, ou, en d'autres termes, de cette puissance nerveuse incitatrice qui préside au sentiment tant interne qu'externe, et commande aux mouvements volontaires.

On comprend ainsi que, par suite de cet affaiblissement, l'exercice intellectuel et sensorial, d'une part, ne puisse plus s'effectuer dans des limites aussi larges que de coutume; d'autre part, les mouvements volontaires se limitent nécessairement aussi, et, de plus, l'incitation nerveuse n'arrivant plus en quantité suffisante à la moelle, celle-ci ne transmet plus aux muscles la somme de contractilité nécessaire; de là, un premier dérangement dans les mouvements qui perdent aussitôt de leur précision et de leur force.

Plus tard, sous l'influence croissante des causes du mal de mer (mal de mer aux deuxième et troisième degrés), l'affaiblissement de l'influx cérébral augmentant dans les mêmes proportions, les fonctions intellectuelles, sensoriales et locomotrices se limitent progressivement, jusqu'à ce qu'enfin arrive un moment, où la source de l'animalité se trouvant pour ainsi dire tarie, la vie de relation ne s'exerce plus et semble avoir disparu.

Dans le mal de mer, quelle que soit l'intensité de ce mal, nous l'avons déjà dit § 7, la vie de relation ne s'éteint jamais à ce point, que la perte du sentiment et du mouvement soit absolue et complète.

L'examen attentif desdits malades confirme pleinement cette dernière remarque, et il est aisé de constater que, chez eux, les fonctions intellectuelles, sensoriales et locomotrices ont perdu de leur amplitude, mais sont restées, (à part les mouvements, peut-être), correctes, exquises, plus exquises même, relativement, puisque, ainsi qu'on l'a vu § 7, par rapport aux organes des sens, l'application à ces derniers de leur excitant naturel y éveille une sensibilité plus vive que d'ordinaire.

Quoi qu'il en soit, toujours est-il qu'on doit reconnaître que, dans cette affection, la lésion nerveuse porte, non sur le cerveau, organe *producteur*, mais bien sur le cerveau, organe *incitateur;* d'où il résulte, que les symptômes traduisent une modification cérébrale fonctionnelle, et non une modification cérébrale organique (1).

Chez ces mêmes malades, il est, en effet, parfaitement évident que la diminution fonctionnelle est moins chez eux la conséquence d'une *impossibilité* à fonctionner, que le résultat d'une *détermination* comme instinctive à ne pas fonctionner.

Ainsi, pour les sensations en général, si ces malades n'entendent pas, ne voient pas, ne parlent pas, etc., § 7, c'est moins qu'ils ne le peuvent, que parce qu'ils se refusent à entendre, à voir et à parler. De même, pour les mouvements, si ces malades ne marchent pas, c'est moins qu'ils ne peuvent marcher, que parce qu'ils ne veulent pas marcher; et s'ils ne veulent ni se mouvoir ni se laisser aller aux

---

(1) Le contraire arriverait si, au lieu de l'influx nerveux, c'était le cerveau (organe) qui, *primitivement*, fût malade.

Dans ce dernier cas, les fonctions animales ne seraient modifiées que *consécutivement* à la lésion organique, laquelle s'exprimerait *primitivement* par des symptômes *ad hoc*.

Nous reviendrons plus tard sur cette distinction importante.

sensations, c'est qu'ils constatent fort bien que le moindre effort tenté dans ce but augmente aussitôt, chez eux, l'intensité du mal.

Comment pourrait-il en être autrement, alors que toute sensation et tout mouvement volontaire exigent, pour être produits, une dépense nerveuse de la part du cerveau, et que, dans le mal de mer, c'est précisément l'influx nerveux de ce dernier qui pèche par insuffisance ?

Arrivons à la seconde partie de notre définition, où il est parlé de la *perturbation fonctionnelle du tube digestif.*

Ceci se rapporte aux nausées, vomissements, selles diarrhéiques volontaires ou involontaires.

A notre avis, les nausées, les vomissements et les selles diarrhéiques, phénomènes qui se déclarent plus ou moins dans les première, seconde et troisième périodes du mal de mer, s'expliquent aussi fort bien par la lésion de l'influx cérébral étendue à l'influx organique : extension qui se réalise alors par l'intermédiaire, soit de la moelle, soit de cordons spéciaux naissant de la moelle.

Et de même que nous venons de voir comment, par suite de la lésion de l'influx cérébral, l'exercice du sentiment et du mouvement perdait de plus en plus de son activité et de sa force, de même il est facile de comprendre comment la lésion de l'influx organique peut occasionner, à son tour, un trouble fonctionnel des divers organes soumis à son influence (1).

Tout autant que l'influence marine n'a causé qu'un affaiblissement cérébral léger (mal de mer, premier degré, § 6), l'exercice des fonctions animales est seul sensiblement diminué; tout au plus, l'inappétence et quelques nausées, faibles encore, viennent-elles traduire l'extension de l'influence marine à la vie organique.

---

(1) L'observation constate cependant ici une différence notable, laquelle est relative au résultat de la lésion des influx cérébral et organique.

Ainsi, tandis que du côté des fonctions de relation, et quel que soit le degré de la lésion de l'influx cérébral, ces fonctions, nous venons de le voir, sont seulement plus ou moins diminuées ou abolies, du côté des fonctions organiques, au contraire, à peine ces fonctions sont-elles diminuées qu'elles se pervertissent aussitôt, en partie du moins.

Toutefois, encore dans ce cas, il est important de remarquer que la diminution ou perturbation des fonctions organiques est *primitive*; ce qui n'arriverait certainement pas, si, au lieu de succéder à la lésion de l'influx organique, elles succédaient à une lésion primitive des organes eux-mêmes.

L'affaiblissement cérébral augmente-t-il (mal de mer, deuxième degré)? l'exercice des fonctions animales est à peu près tout-à-fait suspendu, et voici les fonctions de la moitié supérieure du tube digestif, lesquelles, non-seulement se suspendent, mais encore se pervertissent; témoin les nausées et les vomissements qui entrent en scène.

La route que suit, dans ce cas, l'agent modificateur de l'influx organique, ne serait peut-être point impossible à indiquer.

La partie supérieure du tube digestif communique directement, on le sait, avec la moelle allongée et par suite avec le cerveau, à l'aide des pneumo-gastriques et spinal associés. Or, dans l'état actuel de la science, il est permis d'avancer que, très probablement, c'est par l'intermédiaire desdites paires nerveuses que l'influence marine vient porter la perturbation dans la première moitié de la vie organique digestive.

Cette assertion, en effet, concorde parfaitement avec ce que les travaux des physiologistes modernes nous apprennent touchant les rapports fonctionnels des paires vagues et du tube digestif, l'œsophage et l'estomac en particulier.

Ces expérimentateurs, après avoir vérifié que le tube digestif, dans sa partie supérieure au moins (œsophage), paraît recevoir sa force contractile et sa sensibilité des paires vagues et spinal associées, constatent que, parmi les phénomènes insolites qui ne manquent jamais de se développer du côté du tube digestif, après la section des paires nerveuses en question, les *nausées* et les *vomissements* sont ce qu'il y a de plus important et de plus remarquable. (M. Longet, *anat. et physio. du système nerveux de l'homme*, 1842, t. II, p. 317 et 361.)

Dans l'espèce (mal de mer, deuxième degré), les nausées et les vomissements ne sont ni moins constants, ni moins remarquables, bien que la section des paires vague et accessoire n'ait pas eu lieu au préalable! En revanche, c'est que, par suite de l'influence marine portée au degré ci-dessus, les paires nerveuses dont il s'agit se trouvent annihilées dans leurs fonctions, et ne transmettent plus ou presque plus à l'œsophage l'influx nerveux dont ce conduit a besoin, pour développer sa force tonique, normale et régulière.

L'influence marine s'exerce-t-elle suivant une intensité capable de porter le mal de mer au troisième degré?

Dès lors, à la cessation complète de l'exercice

des fonctions animales, à la perturbation fonctionnelle de la moitié supérieure du tube digestif, traduite par les nausées et les vomissements devenus continuels, vient s'ajouter la perturbation de la moitié inférieure dudit tube, traduite à son tour par des selles diarrhéiques en nombre variable, et la plupart involontaires.

C'est que, dans ce dernier cas, l'agent modificateur, après avoir déprimé directement et de plus en plus l'influx nerveux cérébral, puis, par l'intermédiaire des nerfs pneumo-gastrique et spinal, l'influx qui anime la moitié supérieure du tube digestif, continuant sa route à travers l'organe central de la moelle, déprime pareillement l'influx organique dans toute l'étendue correspondante à la seconde moitié du tube digestif, soit directement, soit par l'intermédiaire des origines du grand sympathique. (M. Longet, *op. cit.*, t. II, p. 613 et 632.)

ÉTIOLOGIE.

§ 12. L'eau de mer, prise à l'intérieur & à haute dose, est vomitive & toxique ; à dose modérée, elle est surtout purgative.

Les propriétés vomitive et toxique de l'eau de mer ingérée à haute dose n'ont pas besoin d'être déduites d'expériences instituées exprès.

Les faits malheureusement trop communs des naufragés, celui de Pierre-le-Grand, cité par tous les auteurs, qui, voulant habituer les jeunes enfants des matelots à l'usage de cette eau, les vit presque tous périr, etc., etc., enfin, il n'y a pas jusqu'aux animaux domestiques, lesquels ayant été plongés accidentellement dans l'eau de mer et forcés d'en boire, n'aient pour la plupart succombé en présentant tous les signes caractéristiques d'un empoisonnement.

La propriété purgative de l'eau de mer, employée à dose modérée, n'est pas moins certaine que les précédentes et connue des thérapeutistes qui l'utilisent à l'occasion.

§ 13. Les phénomènes toxiques développés par l'eau de mer prise à l'intérieur & à haute dose, présentent la plus grande analogie avec ceux qui résultent de l'action des miasmes cholérigènes.

Si l'on consulte les nombreuses relations des naufrages, et qu'on y cherche des détails sur les individus morts par suite d'ingestion d'eau de mer en grande abondance, on trouve que les symptômes offerts par ces derniers ont été : nausées et vomissements, se succédant à intervalles de plus en plus rapprochés, accompagnés, dans la plupart des cas, d'évacuations alvines, abondantes; ces dernières, précédées et suivies de tranchées excessivement douloureuses. Peu à peu la face se grippe, le pouls devient filiforme, le refroidissement de plus en plus général et complet, suivi de cyanose ; enfin, l'anéantissement de toutes les fonctions succédant bientôt à cet état de sédation exagéré, la mort arrive !

En analysant avec attention la marche successive de ce cortége symptomatique ; il est impossible de ne pas lui trouver une fort grande analogie avec les phénomènes que développe au sein de l'organisme l'action de certains principes miasmatiques (1) éminemment délétères, si l'on en juge par la gravité de l'affection qui leur succède, savoir : le *choléra*.

Que trouvez-vous de plus, en effet, chez un cholérique à la première période de la maladie ? Rien de plus, si ce n'est, peut-être, un peu plus d'intensité encore dans l'expression symptomatique de cette dernière !

---

(1) En nous servant du mot *miasme* pour désigner la cause prochaine du choléra, nous savons fort bien que ce n'est là qu'une hypothèse.

Toutefois, au point où en est aujourd'hui la science sur les maladies par intoxication, sur les intoxications *palustres* entre autres, nous croyons que l'admission pour le choléra, d'un principe analogue, quoique spécial, d'un miasme en d'autres termes, n'a rien en soi que de très acceptable.

Nous verrons, au surplus, un peu plus tard, à quel rapprochement remarquable conduit l'hypothèse en question, eu égard à l'origine *marine* du miasme cholérigène.

Mais, direz-vous, les naufragés dont vous parlez n'étaient pas seulement sous l'influence de l'eau de mer. La privation, la disette, l'abattement moral, le désespoir, etc., ne pouvaient-ils pas venir puissamment en aide à l'action de l'eau de mer ? action qui, sans le concours de tant de circonstances aggravantes, n'eût peut-être pas été suivie et si rapidement d'une terminaison funeste?

Sans nul doute, répondrons-nous, les circonstances dont vous parlez n'ont pu qu'augmenter singulièrement l'intensité délétère de l'eau de mer ; et nous ne doutons pas que, chez beaucoup de sujets, la mort ne fût pas survenue aussi vite et ne fût même pas survenue du tout, si les circonstances en question eussent fait défaut. Toutefois, il n'est pas moins logique de reconnaître que le rôle de ces circonstances ne pouvait que hâter la terminaison fatale, mais non changer le caractère imprimé aux symptômes, résultat de l'ingestion de l'eau de mer; lesquels symptômes, à marche plus rapide ou moins rapide, n'en eussent pas moins maintenu l'analogie signalée dans notre proposition.

Or, c'est cette analogie seulement que nous tenions à constater.

§ 14. L'analyse chimique de l'eau de mer, telle qu'on la connaît, rend parfaitement compte des propriétés purgatives de ce liquide, mais se tait complètement sur ses propriétés vomitive & toxique; ce qui n'implique nullement le rejet d'un principe toxique au sein dudit liquide.

Nous ne reproduirons pas la liste minutieuse des substances que l'analyse chimique découvre dans l'eau de mer. Cette liste serait inutile : d'abord, parce que son contenu est plus ou moins dans l'esprit de tout le monde; ensuite, parce que la présence des substances gazeuses (acide carbonique), corps simples (iode, brôme, etc.) contenus dans l'eau de mer en quantité trop minime pour déterminer à eux seuls des effets immédiats, nous importe peu, n'ayant à envisager ici que le rôle des substances qui, en raison de leur activité ou de leur forte proportion, confèrent à l'eau de mer des propriétés primitives et tranchées.

Cela posé, une analyse de l'eau de mer étant

donnée, il suffit d'y jeter les yeux pour se convaincre que la réunion des substances salines contenues dans cette eau, doit la rendre éminemment purgative. En effet, les sulfates de soude, de magnésie, les chlorures de sodium et de chaux y dominent, tous sels purgatifs par excellence.

Reste à expliquer de la même manière, c'est-à-dire par l'examen des substances contenues dans l'eau de mer, les autres propriétés que cette eau possède, savoir : d'être vomitive et toxique, § 12.

Ici, tout d'abord, et l'on est bien forcé de le reconnaître, l'analyse chimique fait complètement défaut ; car, d'une part, si la considération des effets toxiques de l'eau de mer porte à penser *à priori* que celle-ci doit contenir un principe délétère, d'autre part, rien, dans l'analyse de cette eau, ne traduit la présence de ce principe ; ce qui ne veut pas dire qu'il n'existait pas dans l'eau de mer avant qu'elle eût été chimiquement désagrégée !

Et c'est vainement que, pour expliquer la propriété toxique de l'eau de mer, vous invoquerez, ainsi qu'on a tenté de le faire, la présence des sels ci-dessus et la quantité énorme qui a dû en être ingérée dans les cas où les effets toxiques ont eu lieu, § 12 et 13.

Encore une fois, ces sels sont purgatifs et rien que purgatifs, très rarement vomitifs, et cela, plutôt par suite d'idiosyncrasie individuelle que par l'action des sels en eux-mêmes; ils sont encore bien moins toxiques (les toxicologistes en font foi), quelque énorme que soit la dose à laquelle on les administre; tout au plus pourraient-ils, dans ce dernier cas, entraîner des phénomènes d'irritation pure et simple.

La seule conclusion légitime à tirer de ces simples considérations, est la suivante : puisque l'eau de mer possède deux propriétés distinctes, l'une purgative, l'autre toxique; ces deux propriétés doivent indubitablement être en rapport avec deux principes également distincts. Or, malgré que l'analyse chimique ne signale que le premier de ces principes, il est donc permis de supposer que le second, bien qu'échappant à l'analyse, n'en existe pas moins dans l'eau de mer à l'état naturel !

Cette conclusion, une fois admise, explique d'une façon toute simple la double propriété de l'eau de mer suivant qu'elle est ingérée à faible ou à haute dose.

Dans le premier cas, les sels se trouvant seuls en forte proportion, l'effet purgatif qui leur appartient est seul dominant.

Dans le second cas, à l'effet purgatif vient s'ajouter l'effet toxique dominant à son tour : effet toxique déterminé alors, non par l'excès des substances salines, mais bien par l'abondance de l'eau de mer et la forte dose du principe toxique introduit de cette manière dans l'économie !

Nous verrons par la suite ce que l'on doit penser de cette explication ; en attendant, et si quelques personnes trouvaient trop hasardée l'admission d'un principe toxique dans l'eau de mer, nous les prierions de vouloir bien remarquer que pareille admission, dénuée également de preuves palpables, n'en a pas moins cours depuis longtemps dans la science, à l'égard de phénomènes, différents il est vrai, des phénomènes ci-dessus, mais non sans analogie très grande avec eux ; nous voulons parler des phénomènes relatifs aux intoxications palustres.

Nous possédons par devers nous (et à coup sûr nous ne sommes pas le seul à posséder de semblables faits) un certain nombre de cas d'intoxications fébriles intermittentes, recueillis dans notre pratique d'Alger ; intoxications développées à la suite d'ingestion, une seule fois répétée, d'eau parfaitement claire et limpide (1), mais puisée, pendant la saison des fièvres, au sein d'un marais réputé hautement insalubre.

Eh bien ! à supposer que l'eau dont il s'agit eût été soumise aux investigations du chimiste, qu'eût-elle donné à l'analyse ?

Rien de plus, rien de moins que ce que nous connaissons tous : des sels, des gaz, etc. Quant à un principe toxique, pas la moindre trace ! Et pourtant ! sur ce résultat négatif, qui se croirait aujourd'hui autorisé à prononcer que cette eau ne contenait rien d'insalubre ?

A celui qui tenterait de propager une telle certitude, le résultat expérimental des observations de tout-à-l'heure, résultat très positif, ne viendrait donner que trop fréquemment un démenti formel !

Ainsi donc, à l'égard des phénomènes d'intoxication proprement dite, et malgré l'absence

---

(1) Ce fut précisément cette clarté et limpidité du liquide qui séduisit les malades de nos observations et les engagea, bien mal à propos, à étancher leur soif.

de preuves chimiques, il est néanmoins avéré que l'eau d'origine palustre recèle ou peut recéler un principe délétère, un miasme, enfin; et à l'égard de la propriété toxique non douteuse, de l'eau de mer, vous refuseriez à cette eau un principe en rapport avec cette propriété (principe toxique, par conséquent), et cela, parce que la chimie reste muette sur l'existence d'un tel principe!

De toute façon, il y aurait peu de logique à raisonner de cette sorte.

Quant à nous, et jusqu'à plus ample informé, nous préférons nous en tenir à l'admission énoncée plus haut, ainsi qu'à l'explication qui en découle, par rapport aux phénomènes morbides produits de l'ingestion de l'eau de mer à haute dose.

§ 15. La décomposition organique, au sein de la mer, est un phénomène nécessaire & permanent.

Partant d'un point de vue général, on peut dire que la décomposition et la composition sont deux phénomènes indispensables l'un à l'autre et qui procèdent de l'un et de l'autre. Je m'explique.

Si, comme il est philosophique de le penser, la somme des éléments dont se compose cet univers est immuable, en ce sens qu'elle ne comporte ni augmentation ni diminution; cette somme une fois employée à composer un certain nombre de corps définis et destinés à se reproduire, leur reproduction, désormais, ne pourra plus s'effectuer qu'à une condition : celle d'une décomposition préalable des corps primitifs, et ainsi de suite.

Au point de vue particulier d'un milieu habité et distinct (1), tel que le milieu marin, par

(1) Nous entendons par milieu habité et *distinct*, tout espace peuplé d'êtres végétaux ou animaux à caractères, mœurs et propriétés *sui generis*, et formant comme un monde dans un monde.

exemple, il ne viendra à l'esprit de personne de vouloir nier l'existence d'une décomposition organique séante en ce milieu ; bien plus, on doit augurer que cette décomposition ne peut y être que très considérable en considération des myriades de légions d'êtres organisés , végétaux et animaux qui naissent, fonctionnent et meurent dans cette masse liquide. Ce n'est pas tout.

La décomposition organique, dans la mer, y est permanente.

Nous n'en voulons d'autre preuve que l'état de la composition elle-même : composition qui, ici comme ailleurs, est incessante et exige de toute nécessité, pour sa perpétuation, la présence continuelle de matériaux élémentaires.

Ces quelques réflexions, dont l'évidence de notre proposition aurait sans doute bien pu se passer, suffisent et nous permettent d'arriver de suite à la proposition suivante.

§ 16. Un principe miasmatique (miasme marin) existe nécessairement & d'une manière permanente dans l'eau de mer.

Le fait qui domine toute production de miasme, est la décomposition organique.

Que cette décomposition soit le résultat d'une fermentation putride mise en jeu par les réactions réciproques de l'eau, des corps organiques et de la chaleur, exemple : la fermentation marécageuse ; qu'elle soit le produit d'émanation des corps vivants (décomposition vitale en quelque sorte), ou des corps morts (décomposition spontanée), toujours est-il qu'on doit admettre que, partout où il y a décomposition organique, il y a production de débris ou particules plus ou moins subtils et délétères, de miasmes en d'autres termes.

Or, la proposition précédente vient d'énoncer que la décomposition organique était un phénomène nécessaire et permanent dans l'eau de mer !

Eh bien ! de l'existence nécessaire et permanente de cette décomposition marine, à l'existence non moins nécessaire et permanente d'un principe miasmatique, ou miasme marin, dans l'eau de mer..., il n'y a évidemment que la distance d'une déduction légitime !

Les trois propositions suivantes qui ne sont que l'énoncé de faits incontestables relatifs, soit à la mer, soit à l'atmosphère marine, vont ajouter encore à la certitude de l'existence d'un miasme dans l'eau de mer.

§ 17. La légèreté spécifique inhérente aux corps miasmatiques, & l'abondance plus grande des corps organisés, vers le rivage, rendent la surface & les bords de la mer plus saturés de miasme marin.

Ouvrez les livres, mémoires, manuels qui traitent de l'eau de mer employée comme médicament, et vous trouverez dans tous, formulé ce précepte, sur lequel on insiste : l'eau de mer, usitée à titre de médicament interne, *doit être puisée à une certaine distance de la côte et à une certaine profondeur.*

A quoi bon ce précepte, demanderez-vous ?

Si vous cherchez la réponse à votre question, les ouvrages ci-dessus vous apprendront, quoique d'une manière assez vague : « Qu'on ne » saurait nier la présence d'une assez forte » proportion de *matière organique* dans l'eau de » mer...., etc. Cette substance organique, cause » probable de l'odeur et de la saveur nauséeuses » et spéciales de l'eau de mer, existe surtout au » rivage ; de là le précepte de puiser , etc. » (*Dict. méd.* en 30 vol., t. 19, p. 533.)

A lire ceci, qui ne croirait que le précepte énoncé plus haut a tout simplement pour but d'éviter aux malades, faisant usage de l'eau de mer, l'odeur et la saveur nauséeuses de cette dernière ?

Or, moi, malade, dont l'odorat et le goût ne s'offensent pas pour si peu, j'en conclus qu'au lieu de prendre la peine d'aller au loin quérir mon médicament, il m'est facultatif de le puiser en tout autre point plus à ma commodité, sinon à ma convenance, et que, dans les deux cas, l'effet sera le même.

Si, au contraire, nous reportant à la proposition précédente qui signale l'existence, au sein de la mer, non plus d'une matière simplement organique, mais matière organique à l'état de détritus, de particules ou principe délétère, nous considérons ensuite que ce principe, en raison précisément de sa légèreté spécifique, ne peut manquer d'occuper de préférence la surface des eaux, et que, d'un autre côté, le peu de profondeur des plages et l'abondance des corps organisés et organiques qui s'y accumulent d'ordinaire, doivent rendre ledit principe plus abondant dans ces mêmes points ? De telles considérations rendront pour nous fort présumable qu'une égale quantité d'eau de mer chargée ou exempte, par la manière dont elle aura été puisée, du principe qui lui communique son odeur et sa saveur spéciales, ne saurait avoir, dans les deux cas, un seul et même mode d'action sur l'organisme.

A coup sûr, dirons-nous alors, les accidents signalés par les thérapeutistes, accidents quelquefois fort graves, déterminés par l'ingestion de l'eau de mer puisée trop près du rivage ou de la surface, ne devaient tenir à une autre cause qu'à la grande quantité du miasme marin introduit de cette façon dans l'estomac.

Ces thérapeutistes ayant reconnu que lesdits accidents ne se reproduisaient plus, lorsque l'eau de la mer avait été puisée à une grande profondeur et loin des plages, on conçoit parfaitement qu'ils aient fait de cette dernière circonstance une obligation pour leurs malades. Ce qu'on ne conçoit pas aussi bien, c'est qu'ils n'aient pas cherché à préciser le véritable motif de l'obligation ci-dessus.

En résumé, et tout en acceptant le précepte formulé par les auteurs, relatif à l'usage interne de l'eau de mer, nous croirons devoir être plus explicite qu'eux; aussi ne laisserons-nous pas entendre que ce précepte a simplement pour but d'éviter aux malades l'inconvénient d'une saveur et d'une odeur plus ou moins désagréables, mais exprimerons-nous catégoriquement qu'il empêche encore, et surtout, l'introduction dans l'économie d'une trop grande quantité de principes miasmatiques et partant délétères.

§ 18. L'analogie de ce qui se passe à l'égard du miasme d'origine palustre, par rapport à son atmosphère ambiante, conduit à faire admettre que le miasme marin entre dans la constitution de l'atmosphère de la mer.

Etant admise la présence d'un principe miasmatique au sein de la mer, l'analogie indique qu'à l'égal de celui qui est contenu dans les marais ordinaires, ce miasme doit posséder la faculté de gagner l'atmosphère voisine des eaux, qu'il y soit entraîné par l'évaporation incessante et contenu dès lors dans la vapeur d'eau elle-même, qu'il s'y rende de son propre mouvement et par le fait seul de sa légèreté spécifique.

Maintenant, quelles sont les limites de son élévation ? quelle est la densité relative de ses couches? quelles modifications les latitudes, le climat, les saisons, etc., etc., impriment-ils à son activité ?.....

Toutes ces questions, on le comprend, ne sauraient être résolues ni même abordées dans ce travail qui ne peut tout au plus que les indiquer, en exprimant qu'au point de vue de la présence d'un miasme dans l'atmosphère marine, il y a des constitutions miasmatiques *marines*, au même titre qu'il y a des constitutions miasmatiques *paludéennes*.

La proposition suivante est pour venir encore à l'appui de la proposition actuelle, en montrant qu'à certains égards, l'atmosphère marine se comporte comme une véritable constitution miasmatique.

§ 19. La salubrité de l'atmosphère marine étudiée dans ses résultats généraux & spéciaux, témoigne en faveur de la constitution *miasmatique* de cette atmosphère.

L'énoncé de notre proposition divise la salubrité de l'atmosphère marine en : *A*. salubrité générale ; *B*. salubrité spéciale. Nous allons suivre cette division.

A. Salubrité générale. Si l'on consulte les auteurs à l'égard de l'influence générale, bonne ou mauvaise, qui résulte, hygiéniquement parlant, du voisinage de la mer, on trouve entre eux une assez grande divergence. C'est ainsi, tandis que les uns, Buchan en particulier, considèrent l'air qu'on respire sur les bords de la mer, comme infiniment plus pur que celui de l'intérieur des terres; d'autres, au contraire, et ceux-ci forment la majorité, pensent que l'air de la mer est doué d'une action excitante, susceptible de devenir nuisible dans certains cas d'affection des organes respiratoires. (*Op. cit.* en 30 vol. tom. 19, pag. 537.)

Somme toute, et quoi qu'il en soit de ces deux opinions qui, à notre avis, contiennent l'une et l'autre quelque chose de vrai, toujours est-il qu'il pourrait en surgir une objection, en apparence sérieuse, contre l'existence de miasmes au sein de l'atmosphère marine. On pourrait nous demander, par exemple, comment nous concilions dans notre esprit la présence de ces miasmes avec la propriété bienfaisante ou presque inoffensive de l'atmosphère qui les contient?

Il est certain, si, par insalubrité, on sous-entend celle qui est développée par le voisinage des foyers marécageux et les endémies qui en sont la conséquence, à ce compte, le voisinage de la mer, dans les pays tempérés du moins, peut passer pour parfaitement inoffensif; car, à coup sûr, il est inouï qu'un tel voisinage ait jamais donné naissance à la fièvre paludéenne proprement dite.

Mais, de ce que l'atmosphère marine ne développe pas la fièvre intermittente, s'ensuit-il qu'elle ne puisse engendrer aucune espèce d'intoxication?

Une telle assertion, acceptée affirmativement et dans toute la rigueur des termes, serait pour le moins fort hasardée.

Pour en acquérir aussitôt la preuve, il suffira de se reporter à ce que nous avons exposé (voir aux *Préliminaires*), et à ce qui nous reste à exposer touchant le voisinage de la mer. Dans ces passages, nous avons montré et montrerons que, dans les pays chauds tempérés, à Alger par exemple, le voisinage de la mer ne comporte pas toujours autant d'innocuïté, témoins les cas nombreux d'intoxications *vertigineuses* larvées que ce voisinage développe, et qui ne sauraient en réalité être rapportés, ainsi que nous le ferons ressortir, à aucune autre cause.

Si de ces pays nous nous transportons dans les pays chauds proprement dits, n'est-il pas excessivement probable que les intoxications à formes colossales qu'on y rencontre : fièvre jaune, fièvre rémittente bilieuse, choléra, peste, etc., et généralement toutes les endémies pestilentielles qui règnent le long des littoraux de ces pays-là, intoxications dont les caractères généraux sont : *de revêtir des symptômes qui, bien que participant à la fois et de la fièvre continue et de la fièvre intermittente, s'éloignent néanmoins également de l'un et de l'autre de ces types auxquels elles servent comme de transition;... d'éclater en l'absence de tout foyer marécageux proprement dit, proche ou lointain;... de suivre très exactement le contour des littoraux sans jamais pénétrer très avant dans les terres;... de sévir principalement dans les ports, les villes du littoral des Etats-Unis, de l'Espagne, de l'Italie, de l'Inde, les bords du Danube et de la mer Noire, à bord des navires qui fréquentent ces parages ou y séjournent*, n'est-il pas excessivement probable, disons-nous, que ces intoxications à formes colossales ne reconnaissent d'autre cause prochaine que la décomposition organique développée au sein des mers riveraines, où elle se trouve activée à un haut degré, grâce aux matières organiques innombrables, et à la chaleur torréfiante qu'elle y rencontre?.....

Les idées que nous venons d'émettre relativement à l'étiologie des intoxications des pays chauds, autres que les endémies palustres, ne sont pas nouvelles ; plusieurs auteurs les ont présentées avant nous, sans toutefois y attacher toute l'importance qu'elles méritent, eu égard à la nouvelle source pathogénique que ces idées tendent à découvrir.

Il n'entrait pas dans le plan de cet ouvrage de nous appesantir plus longuement sur ces considérations que nous devions pourtant signaler comme venant à l'appui de la proposition actuelle, aussi bien que de ce que nous dirons plus tard.

Restent les pays froids et froids tempérés; quant à ces derniers, et s'il est vrai que le voisinage de la mer n'y développe pas d'intoxication plus ou moins conforme aux endémies palustres, il ne s'ensuit pas mieux pour cela qu'on puisse être autorisé à croire que, dans ces pays-là, l'atmosphère marine ne recèle aucun principe miasmatique d'un genre ou d'un autre.

En effet, avancer que l'atmosphère marine des pays froids et froids tempérés contient un principe miasmatique, ne veut pas dire que ce principe est identique à celui des contrées palustres et doive se comporter comme lui : encore bien que ce principe existe, rien ne s'oppose à ce qu'on admette que ce principe est spécial et analogue seulement à celui des contrées palustres, inhabile par conséquent à développer les endémies propres à ces contrées, quoique parfaitement apte à produire diverses intoxications et notamment le *mal de mer*, autre endémie spéciale aussi et analogue seulement aux intoxications paludéennes !

De ces courts aperçus, il ressort que, dans l'état actuel de la science, il serait téméraire de prétendre trancher en dernier ressort la question de salubrité générale du voisinage de la mer : salubrité qui doit inévitablement se trouver en rapport et varier avec l'étendue, la profondeur des plages, les latitudes, le climat, les conditions météorologiques, les espèces végétales et animales marines, etc., etc., toutes circonstances elles-mêmes, dont l'influence, dans le cas présent, est loin d'être aujourd'hui suffisamment appréciée.

De ces mêmes aperçus il ressort, en outre, par rapport à l'existence d'un miasme marin atmosphérique, que l'existence de ce miasme est, sinon certaine, au moins très acceptable.

B. Salubrité spéciale.

En pathologie marine, nous pensons qu'on doit entendre par salubrité spéciale de l'atmosphère de la mer : *l'influence favorable exercée par cette atmosphère sur certains genres d'affections à l'exclusion de certains autres.*

Envisagée ainsi, la salubrité de l'atmosphère marine constituerait, à n'en pas douter, un sujet aussi intéressant qu'utile ; sujet, hâtons-nous de le dire, que nous ne voulons nullement ici entreprendre d'élucider. Tout ce que nous allons tenter à cet égard, va se borner à établir un rapprochement entre les atmosphères paludéenne et marine, rapprochement destiné à confirmer l'exactitude de notre présente proposition.

Depuis quelques années, un médecin recommandable à plus d'un titre a formulé une théorie qu'il appelle : *Antagonisme pathologique*.

Dans cette théorie, que nous considérons comme une des plus belles conceptions de l'époque, l'auteur émet l'opinion appuyée sur un nombre imposant de faits, que les contrées marécageuses sont de toutes les localités celles qui sont le moins favorables au développement de certaines affections, la phthisie pulmonaire entre autres ; en ce sens que, là où se trouvent réunies les conditions d'existence des endémies palustres, ne se rencontrent plus les éléments favorables aux affections tuberculeuses *et vice versâ*.

Cette théorie, comme toute vérité nouvelle, a été attaquée vivement, mais non réfutée, et elle ne pouvait l'être.

A notre avis (et notre pratique à Alger nous donne le droit d'émettre aussi une opinion en semblable matière), rien ne nous paraît mieux démontré que la théorie d'antagonisme développée par notre savant confrère M. le docteur Boudin.

Pour ne parler que des affections palustres et tuberculeuses, seul côté de la question dont nous voulons nous occuper ici, notre conviction basée sur des faits nombreux est telle, que nous ne craignons pas d'avancer que, dans les contrées palustres, à Alger, par exemple, toute phthisie à l'état de prédisposition, celle-ci quelque imminente qu'on la suppose, non-seulement ne se développera pas, mais tendra au contraire à s'effacer de plus en plus, et cela, en raison directe de la prolongation du séjour de l'individu menacé, au sein de la contrée paludéenne.

Remarquez que nous disons : toute phthisie à l'état de *prédisposition* !.

C'est qu'en effet, et ce sont encore des faits très nombreux qui nous ont conduit à la restriction présente ; il n'en est plus de même de la phthisie à l'état de début, et à plus forte raison de la phthisie confirmée, lesquelles, à de très rares exceptions près, bien loin de rétrograder ou seulement de ralentir leur marche, progressent au contraire et d'une façon tellement rapide, qu'il est permis d'établir en thèse générale que : toutes choses égales d'ailleurs, telle phthisie pulmonaire confirmée qui, à Paris, par exemple, eût employé six mois à atteindre sa terminaison fatale, atteindra cette même terminaison en un mois, six semaines au plus, après le transport du sujet à Alger !

Sans déduire, car ce n'est pas ici le lieu, les conséquences pratiques nombreuses (1) qui

---

(1) Au nombre des conséquences pratiques en question, nous ne pouvons nous empêcher de signaler la suivante, dont l'opportunité est toute du moment. Je m'explique :

On s'est occupé pendant longtemps et l'on s'occupe aujourd'hui, plus que jamais, de *coloniser* l'Afrique. A cet effet, et à l'heure où nous écrivons, les envois de colons se succèdent par milliers.

A notre avis, pour faire colonisation qui dure, nous pensons qu'il serait de la plus grande importance de séparer

découlent de ce que nous venons de dire; il s'ensuit que, et c'est là seulement ce qu'il nous importait de faire ressortir, les constitutions paludéennes bien tranchées sont un milieu défavorable à la phthisie tuberculeuse imminente !

Cela posé, si nous nous reportons à l'atmosphère marine, il ne sera pas sans quelque intérêt de constater qu'au point de vue du manque de

---

tout d'abord les colons futurs en deux classes : *A*. Ceux en possession de la phthisie tuberculeuse *imminente*. *B*. Ceux en possession de la phthisie tuberculeuse *confirmée*.

A. Les premiers, qui se pourraient reconnaître à des caractères non douteux tirés de l'ensemble de la constitution et surtout de l'hérédité, seraient envoyés au plus tôt en Afrique.

B. Les seconds, reconnaissables plus aisément encore, n'y seraient envoyés sous aucun prétexte.

Procéder de cette manière pour l'émigration colonisatrice africaine, serait accomplir, à n'en pas douter, une œuvre non-seulement de sagesse, mais de haute philanthropie, puisque, d'une part, faire quitter aux premiers leur pays natal, serait les soustraire à une mort prématurée certaine, tout en les plaçant au sein de conditions nouvelles éminemment propres à modifier leur constitution vicieuse; et, d'autre part, empêcher aux seconds d'abandonner leur pays natal, aurait pour résultat de prolonger leur existence en les préservant de conditions d'habitation pires que celles qu'ils occupent.

conditions favorables au développement de la phthisie tuberculeuse, l'atmosphère marine se comporte précisément de la même manière que l'atmosphère paludéenne.

C'est ainsi que tous les praticiens savent combien l'air de la mer est avantageux aux poitrines dites délicates, et il n'est pas un des auteurs qui se sont spécialement occupés du traitement de la phthisie pulmonaire, qui ne conseille, soit de sa propre autorité, soit sur l'autorité des autres, les voyages et l'habitation des bords de la mer à titre de moyens hygiéniques capables de modifier avantageusement la constitution diathésique, et, par suite, d'empêcher, pendant un temps plus ou moins long, et quelquefois pour toujours, l'invasion de cette terrible affection.

Ces auteurs sont en outre unanimes (et ceci complète tout-à-fait le rapprochement que nous établissons en ce moment entre les atmosphères palustres et marines) à ne conseiller l'air de la mer qu'aux poitrines délicates seulement; ce qui veut dire, à notre sens, aux poitrines menacées de la phthisie tuberculeuse, mais non encore envahies par elle, à un degré, du moins, bien manifeste. La preuve en est que, lorsque l'affection tuberculeuse a exercé sur le poumon des ravages un peu étendus, les mêmes auteurs s'accordent généralement à reconnaître que l'air de la mer, alors, loin d'être favorable, exerce un effet tout opposé; effet qu'ils résument en disant : que cet air provoque et dispose à la toux, par suite de la surexcitation qu'il exerce sur la muqueuse respiratoire devenue d'une sensibilité exagérée.

Quant à l'action favorable que l'atmosphère marine exerce sur les sujets menacés de phthisie pulmonaire, et si cette action était un fait non encore bien certain pour quelques personnes, nous les prierions de jeter les yeux sur l'observation suivante, prise entre cent, et qui, nous le croyons, est des plus concluantes.

Pour les détails, *voir* PIÈCES JUSTIFICATIVES, chap. I, *obs.* 1.

Cette observation, intéressante sous plus d'un rapport, concourt à justifier, de la manière la plus positive, les deux assertions précédentes relatives à l'influence, sur la phthisie tuberculeuse, *A*. des constitutions paludéennes, *B*. de l'atmosphère marine.

A. L'influence de la constitution paludéenne d'Alger fut favorable chez le sujet n° 2, et défavorable chez le sujet n° 8.

Mais précisément, et en conformité de ce que

nous avons avancé plus haut, on peut vérifier que, chez le sujet n° 2, la phthisie tuberculeuse n'était encore qu'à l'état latent, le sujet, avant son arrivée à Alger, n'ayant encore présenté aucun symptôme grave, à part la toux et la dyspnée qui, chez lui, étaient habituelles et pouvaient fort bien accuser tout simplement une susceptibilité un peu grande des organes respiratoires.

Chez le sujet n° 8, au contraire, à l'époque de son immigration à Alger, les accidents en rapport avec la diathèse tuberculeuse avaient déjà acquis, du côté de la poitrine, une assez grande importance par suite surtout de la pleuro-pneumonie survenue dès l'âge de seize ans; pleuro-pneumonie dont le sujet n'avait pu réussir à se rétablir d'une manière complète.

On sait que cette dernière circonstance, chez les individus prédisposés aux tubercules, est, en effet, un indice assez certain du commencement d'invasion de l'affection tuberculeuse.

Cette même circonstance nous explique alors pourquoi le séjour d'Alger, au lieu d'être favorable au sujet, lui fut au contraire funeste, en précipitant la marche de la phthisie qui, de lente, devint aiguë, et atteignit sa terminaison fatale dans le court espace de neuf jours.

B. Mais l'influence de l'atmosphère marine est le fait principal que nous nous sommes proposé de démontrer par l'observation qu'on vient de lire.

En analysant attentivement cette observation, on peut se convaincre, en effet, qu'elle établit, de la façon la plus positive, la réalité de l'influence heureuse qu'on attribue à l'air de la mer sur les constitutions à diathèse tuberculeuse. La même observation fait voir, en outre, que cette influence peut aller jusqu'à modifier complètement ces sortes de constitutions.

Ce dernier résultat ne fut jamais plus certain que chez les sujets n° 5 et n° 7, le 5e surtout, sujet pour qui, à la vérité, l'exercice de la navigation fut commencé de meilleure heure et continué dans une mesure plus large.

La même observation montre encore, à propos des sujets n° 4 et n° 8, du 8e surtout, que l'influence heureuse de la mer, sur les constitutions tuberculeuses, cesse de se produire, ou tout au moins diminue, lorsque la navigation est employée trop tard, c'est-à-dire, après l'invasion de la maladie, ou même seulement lorsque, étant appliquée à propos, elle l'est dans une mesure insuffisante.

De tout ce qui précède, il est parfaitement évident, ce nous semble, que l'atmosphère marine et l'atmosphère palustre exercent à l'instar l'une de l'autre une influence non équivoque sur les constitutions à diathèse tuberculeuse; influence, dans l'un et l'autre cas, heureuse ou malheureuse, suivant que l'affection en rapport avec cette diathèse est imminente ou confirmée.

De cette similitude bien constatée, il nous paraît rationnel de conclure que les deux atmosphères marine et palustre se ressemblent par quelque côté de leur constitution, à savoir : qu'elles recèlent l'une comme l'autre un principe actif, sinon identique, du moins fort analogue et ayant une part à peu près égale dans la production de certains phénomènes physiologico-pathologiques relatifs à l'invasion et à la marche de la phthisie.

Or, au point de vue physiologico-pathologique, quel est, d'une constitution palustre donnée, l'élément essentiellement actif?

L'élément paludéen ou *miasmatique*, sans aucun doute!

Si nous répétons la même question à l'égard d'une atmosphère ou constitution marine?

La réponse ne saurait être différente, à savoir

que, dans une atmosphère marine, eu égard aux résultats énoncés ci-dessus, l'élément essentiellement agissant n'est et ne saurait être que *miasmatique* (1)!

---

(1) Certains auteurs, Buchan entre autres, attribuent les effets physiologico-pathologiques de l'atmosphère marine, aux principes salins naturellement contenus dans l'eau de mer, principes qui se volatiliseraient avec elle.

Nous comprenons qu'une telle explication ait pu être donnée à une époque où l'art de la distillation et ses résultats pouvaient bien ne pas être parfaitement connus de tout le monde.

Ce que nous comprenons beaucoup moins, c'est que la même explication se trouve reproduite et patronisée en quelque sorte, dans la plupart des ouvrages modernes, comme si, aujourd'hui, chacun ne savait pas que toute distillation ou évaporation, comme on voudra, effectuée sur un liquide aqueux saturé de sels fixes, donne, en résultat, de la vapeur d'eau et rien de plus.

§ 20. Un miasme marin est la cause essentielle du Mal de mer.

Cette proposition, énoncée *ex abrupto*, eût semblé et semblera peut-être encore à quelques esprits sceptiques, dénuée de toute espèce de fondement pour ne pas dire ridicule !

A ces derniers, nous leur rappellerons cet alexandrin si connu, et que nous avons choisi pour épigraphe :

Le vrai peut quelquefois n'être pas vraisemblable.

Nous espérons cependant que, précédée des données étiologiques qu'on vient de lire, fortifiée des caractères symptomatiques connus déjà et sur lesquels nous reviendrons, confirmée enfin par les faits thérapeutiques qui terminent ce travail, nous espérons, dis-je, que tant de titres suffiront à recommander cette proposition à l'attention des hommes sérieux, c'est-à-dire des hommes qui ne rejettent aucune assertion, quelque extraordinaire qu'elle paraisse, qu'après mûr examen.

Tout-à-l'heure, afin d'établir l'existence d'un miasme marin, et en l'absence de preuves matérielles tout aussi difficiles à réunir à son égard que pour d'autres miasmes dont l'existence a bien été admise quand même (1), nous avons eu recours à l'interprétation de faits relatifs, soit à l'eau de mer, soit à l'atmosphère marine, §§ 12, 13, 14 et *sq*.

Maintenant, pour arriver à démontrer la réalité d'action d'un miasme marin, comme cause essentielle du mal de mer, nous allons (dans cette proposition et celles qui suivent) passer en revue une autre série de faits relatifs à la production du mal de mer lui-même; faits que nulle théorie, avant celle que nous présentons, n'avait pu jusqu'à présent expliquer d'une manière satisfaisante.

Il est inutile d'ajouter que ces faits et leur explication, si celle-ci est rationnelle, seront autant de preuves indirectes de l'existence du miasme mis en cause.

Pour commencer, nous énoncerons tout d'abord le fait suivant qui vient directement à l'appui de la proposition actuelle.

---

(1) On comprend que nous voulons parler du miasme *palustre*.

Remarquable autant que vulgaire, ce fait, dont on peut trouver l'analogue en vingt autres points du globe, est relatif au trajet par eau de Rouen au Hâvre.

Chacun sait que les sept-huitièmes environ de ce trajet s'exécutent aux dépens de la Seine, le reste aux dépens de l'Océan, le tout sans changer de navire. Nous supposons un navire à vapeur.

Eh bien! interrogez les passagers sur la question du mal de mer pendant ledit trajet, et voici ce qu'ils vous répondront, et ce que nous répondrions au besoin, nous qui avons fait aussi le voyage.

Tant que le navire vogue sur la Seine, rien de particulier ne se manifeste; tout le monde est dispos, cause ou mange.

A peine a-t-on gagné la mer, un changement inverse se produit, c'est-à-dire que le plus petit nombre seulement des passagers ne ressent rien, et, parmi les autres, ceux-ci vacillent ou pâlissent, ceux-là s'asseyent ou s'étendent, personne ne dit mot; la plupart ont le cœur sur les lèvres, quelques-uns de ces derniers vomissent.

Qui a pu opérer un tel changement de tableau?

Le balancement du navire! Non, puisque les mêmes phénomènes se produisent à peu près invariablement à partir du même point, le temps étant à l'orage ou au calme, et le navire balançant très fort ou très peu.

Serait-ce donc l'odeur du charbon, du goudron, la chaleur de la chaudière, etc.? Pas davantage, puisque toutes ces causes existaient les mêmes au départ, et que le mal de mer n'a sévi qu'au terme presque du voyage.

Qu'est-ce donc enfin?.... La mer!.... Ce n'est pas tout; la mer et le principe *miasmatique* qu'elle récèle, et dont elle sature l'atmosphère!

§ 21. La prédisposition est une condition subjective indispensable à la production du Mal de mer.

Bien qu'un miasme marin soit la cause essentielle de l'affection marine, cette cause, en admettant qu'elle ne rencontrât, du côté de l'organisme, aucune condition propre à favoriser sa pénétration, aucun organe préparé à subir son influence, cette cause, disons-nous, quelque pouvoir qu'on lui accorde, serait sans effet sur l'homme, pathologiquement parlant.

Tout effet suppose une cause, sans doute; mais tout effet suppose aussi, au point de vue de la possibilité de sa production, un rapport intime existant entre tous les éléments et moyens de la cause : rapport qui précède et pousse à la réaction réciproque, d'où naît l'effet apparent.

Partant de là, et si l'affection marine est bien réellement, en principe, l'effet d'un miasme marin agissant sur l'organisme, il faut de toute nécessité qu'il existe et préexiste même, entre le miasme marin, d'un côté, et l'organisme, de l'autre, certaines affinités chargées de provoquer la convenance mutuelle et possible entre ces deux êtres, pour engendrer le mal de mer.

Or, du côté de l'organisme, l'ensemble des conditions qui le disposent à produire le mal de mer, est ce que nous entendons par *prédisposition*.

Cette prédisposition, ici comme ailleurs, est de deux sortes : il y a *A*. la prédisposition innée; *B*. la prédisposition acquise.

A. Prédisposition innée. En pathologie, on peut définir la prédisposition innée : cet état particulier et permanent de l'organisme, par suite duquel ce dernier jouit d'une réceptivité pathologique plus ou moins grande à un genre de cause dont les effets, pour lui, restent toujours les mêmes.

C'est surtout par rapport aux causes infectieuses ou contagieuses, de nature miasmatique ou virulente, que cette réceptivité est particulièrement appréciable.

C'est elle, et ses degrés divers, qui expliquent pourquoi, en temps de peste, par exemple, tel contracte le fléau et en meurt, tel autre en est frappé et survit, tel autre enfin n'éprouve aucune indisposition. C'est encore la réceptivité pathologique qui rend compte, à propos de la contagion syphilitique, par exemple, pourquoi tel rapporte constamment un chancre simple, tel autre un chancre *huntérien;* celui-ci un chancre phagédénique, celui-là jamais le plus léger accident.

Pour ne parler que des causes miasmatiques, proprement dites, ne voit-on pas tous les jours, dans les contrées marécageuses, certains sujets qui ne contractent jamais la plus légère intoxication, tandis que chez d'autres, l'affection paludéenne éclate, puis guérit, récidive et guérit encore, pour reparaître à la moindre occasion et d'une façon désespérante?

Entre ces deux extrêmes, il existe une foule

de nuances, qui ne sont réglées que par les degrés différents de la réceptivité pathologique individuelle invoquée plus haut.

Faisant l'application au mal de mer, de ce qui vient d'être exposé, et la pathogénie miasmatique de cette affection étant admise, la prédisposition innée, telle que nous venons de la définir, peut seule expliquer, d'une manière satisfaisante, pourquoi, au milieu de circonstances marines données et égales pour tous, sur vingt passagers, par exemple, deux ou trois resteront absolument sains et saufs, deux ou trois vomiront à perdre connaissance, le nombre intermédiaire sera fatigué, ceux-ci plus, ceux-là moins, ceux-ci tout le temps, ceux-là quelques heures; chacun, finalement, en raison de la somme de réceptivité pathologique qu'il possède au miasme marin.

Enfin, si certains sujets (et nous en connaissons plusieurs dans ce cas) sont tellement prédisposés au mal de mer que, non-seulement la plus belle traversée possible, mais l'approche ou l'odeur seule de la mer suffisent à déterminer chez eux nausées et vomissements?.... Ceci ne peut encore rationnellement se traduire que par la présence, chez ces sujets-là, d'une réceptivité pathologique excessive au miasme de la mer.

B. Prédisposition acquise.

Dans l'espèce, nous entendons par prédisposition acquise : tout état d'abaissement permanent ou temporaire, de la résistance physiologique individuelle, ayant pour résultat de rendre l'organisme apte à subir l'influence de causes morbides, jusque-là sans action sur lui.

Les circonstances capables d'abaisser la résistance physiologique sont innombrables; on pourrait cependant, sans trop de difficultés, les ranger sous deux grandes classes : les circonstances *pathologiques*, et les circonstances *annhygiéniques*.

Ne voulant point passer en revue les affections qui de près ou de loin prêtent le flanc au mal de mer (sujet qui cependant ne laisserait pas de présenter quelque intérêt), nous bornerons notre examen aux circonstances *annhygiéniques*, et encore ne signalerons-nous, parmi celles-ci, que les moins graves, mais, en revanche, les plus fréquentes de toutes, savoir : la fatigue, les excès, écarts de régime, etc.

A ce propos, nous ne ferons que rappeler ce que nous avons déjà dit de l'influence de ces dernières circonstances sur le développement du mal de mer, § 2.

Il s'agissait de renseignements à nous fournis par un officier de marine fort expérimenté, qui déposait avoir constamment remarqué que le mal de mer ne sévissait jamais plus fort sur les hommes de son équipage que lorsque ceux-ci, avant de reprendre la mer, avaient séjourné plus longtemps à terre, et s'y étaient livrés à plus de fatigues de toute espèce.

On ne peut s'empêcher, ici, d'établir un rapprochement entre les circonstances dont nous parlons et les circonstances analogues qui se produisent au sein des pays marécageux. On sait, en effet, dans ces pays-là, combien plus sont exposés aux intoxications fréquentes et fortes ceux qui s'adonnent sans mesure aux dérèglements, écarts de régime, excès variés, etc.

Dans les deux cas, qu'il s'agisse du mal de mer ou de l'intoxication paludéenne, il est positif que les circonstances annhygiéniques, dont il s'agit, aboutissent à un même résultat : celui d'accroître l'imminence et l'intensité du mal, d'où il est permis d'inférer que, dans les deux cas aussi, elles procèdent d'une même façon, à savoir : qu'elles abaissent plus ou moins la résistance physiologique, et, par suite, augmentent indirectement l'activité délétère du miasme.

Nous pensons qu'il est inutile de faire remarquer, en finissant, combien ce rapprochement plaide avec force en faveur de l'existence d'un principe marin miasmatique.

§ 22. L'agitation des eaux est, toutes choses égales d'ailleurs, la cause auxiliaire la plus active du Mal de mer.

Nous abordons, dans cette proposition et la suivante, un second ordre de causes du mal de mer, causes auxquelles nous avons imposé l'épithète générale d'*auxiliaires*.

Parmi ces causes, les unes (et la présente est de ce nombre) ont été complètement négligées jusqu'ici ; les autres ont acquis, aux yeux des théoriciens modernes, une importance que les faits ne justifient nullement.

C'est là une double conséquence, que la lecture des propositions qui précèdent a dû déjà rendre plus que probable, et dont l'évidence va recevoir, par ce qui nous reste à dire, le dernier degré de certitude.

S'il est vrai qu'un miasme existe au sein de la mer, § 16, et que, de ce milieu où il prend naissance, il s'élève spontanément dans les couches atmosphériques voisines, § 18 ?... il est aisé de comprendre que le dégagement de ce miasme, et, par suite, son accumulation dans l'atmosphère, seront d'autant plus abondants, toutes choses égales d'ailleurs, que l'agitation de la mer sera plus forte.

L'expérience de ce qui se passe dans des circonstances analogues, à l'égard des marais, autorise suffisamment notre prévision. Or, par rapport à ces derniers, qui ne sait combien le dégagement miasmatique acquiert une activité grande, par la seule agitation du liquide générateur ?

C'est là une observation vulgaire, et il ne faudrait pas chercher beaucoup pour citer de malheureux chasseurs qui, dans les contrées chaudes et pendant la saison des fièvres, ayant foulé et remué l'eau et la vase de certains marais infects, se sont trouvés subitement comme foudroyés par le dégagement pestilentiel énorme qu'une telle manœuvre offrait tout-à-coup à leur faculté d'absorption.

Rien ne s'oppose à ce que quelque chose

d'analogue, quoique avec un résultat de gravité moindre, ne puisse se produire par rapport à la mer, toutes les fois que ses eaux, battues et soulevées par la puissance de l'orage, sont agitées au suprême degré, ou seulement que la brise, effleurant le sommet des flots, rend, comme on dit, la mer *moutonnante*.

Dans le premier cas, il est incontestable que l'atmosphère marine doit se charger d'une quantité de molécules miasmatiques bien supérieure à la quantité qui est contenue dans le second, laquelle excède encore, à n'en pas douter, celle que l'atmosphère retient durant un temps de calme parfait.

Cela étant, on conçoit sans difficulté comment, toutes choses égales d'ailleurs, au plus l'agitation des eaux sera forte, au plus le mal de mer devra être lui-même fréquent et intense, et réciproquement.

Ces données, si simples qu'elles en sont banales, reçoivent justement une confirmation éclatante des faits généraux relatifs à l'affection marine.

Nous allons passer successivement en revue les plus importants de ces faits.

A. Le mal de mer, durant les temps de calme

ou de brise modérée, n'atteint que les passagers, et parmi ceux-ci, ceux qui, surtout, débutent dans la vie marine, ou bien encore ceux doués d'une prédisposition extrême à l'affection marine.

Durant les gros temps, au plus la tempête est forte, au plus le mal de mer est généralisé et intense, et cela à tel point que, non-seulement tous les passagers, mais encore la plupart des marins eux-mêmes paient leur tribut de souffrances à l'affection marine.

Voici le temps qui se calme, le vent devient moins violent, la mer moins irritée, le soleil enfin, perçant la nue, réchauffe l'atmosphère humide et la raréfie. Tout aussitôt, le mal de mer décroît dans les mêmes proportions. Les marins ont depuis longtemps repris leur équilibre; quant aux passagers, ceux-ci regagnent le pont et s'y promènent, ceux-là s'y assoient; tous enfin, y compris le petit nombre de ceux qui continuent à vomir, éprouvent un notable soulagement.

Qu'un nouvel orage survienne, et le retour des mêmes phénomènes se reproduira, et ainsi de suite.

L'explication que la proposition actuelle nous permet de donner de ces faits, est si simple, qu'elle nous dispense de plus longs commentaires.

B. Au nombre des particularités relatives au mal de mer, nous avons à citer : la permanence de ce mal qui, comme on le sait, se perpétue durant l'année entière et indépendamment des changements de saisons ; puis, l'intensité et la fréquence plus grandes que revêt le même mal, durant certaines époques, telles que l'hiver, dans les pays froids, et la saison des pluies, dans les pays chauds.

Quant à la permanence de ce mal, il suffira, pour s'en rendre compte, de se rappeler l'énoncé de la proposition, §16, qui exprime : « Le miasme » marin existe en permanence dans l'eau de » mer. »

Reste la seconde particularité relative à l'intensité et fréquence plus grandes du mal de mer, pendant certaines époques de l'année.

Au premier examen, et étant admis que le mal de mer est causé par le dégagement spontané d'un miasme, il semblerait que, dans les pays froids, par exemple, et en raison de l'abaissement excessif de la température pendant l'hiver, ledit dégagement devrait, pendant cette saison-là au moins, diminuer considérablement, sinon manquer tout-à-fait, et, partant, le mal de mer manquer à son tour, durant la saison correspondante ?

Or, les faits établissent précisément le contraire, puisqu'ils montrent, ainsi que nous venons de l'exprimer, que le mal de mer est toujours plus intense et plus fréquent durant l'hiver, ou durant la saison des pluies, dans les pays chauds.

Les partisans du balancement expliquent, ou croient expliquer cette augmentation, en disant : qu'elle est le résultat de la fréquence et de la violence plus grandes des orages pendant lesdites saisons, orages qui impriment aux navires un balancement plus intense et plus continuel.

Pour que cette explication fût valable, il faudrait qu'elle pût expliquer également pourquoi le mal de mer qui règne durant la saison chaude, revêt encore une intensité et fréquence assez grandes, alors même que le calme habituel à cette saison-là agite infiniment moins les navires.

C'est précisément ici que l'explication par le balancement échoue, ainsi que nous l'avons suffisamment fait ressortir, § 2.

Ces faits, notre proposition actuelle les explique à merveille.

Il suffit, pour cela, de songer au résultat très simple qui succède à toute agitation d'eau chargée de miasmes, résultat qui est d'activer le dégagement miasmatique.

Invoquant ce résultat, nous dirons : si le mal de mer revêt en général une intensité et une fréquence plus grandes, pendant l'hiver et la saison des pluies que pendant la saison chaude, cela tient en effet à l'extrême fréquence et force des orages pendant l'hiver et la saison des pluies ; mais orages, qui n'augmentent pas seulement le balancement des navires, mais font surtout que l'agitation aqueuse projette dans l'atmosphère ambiante une quantité de miasmes marins bien supérieure à celle qu'elle émet pendant la saison opposée (1).

Notre proposition rend encore très bien compte de cette autre particularité connue des navigateurs, à savoir : que le mal de mer est,

---

(1) Il est digne de remarque que, eu égard à l'intensité et fréquence plus grandes du mal de mer pendant l'hiver et la saison des pluies, cette intoxication (intoxication que nous déterminerons plus tard) diffère complètement des intoxications palustres qui, on le sait, présentent des caractères correspondants précisément opposés.

Toutefois, la différence que nous signalons ici ne saurait devenir une objection à notre théorie. Cette différence ne prouve, à notre avis, qu'une chose : c'est que le mode de formation du miasme marin et du miasme palustre, est différent. Ce qu'on pouvait prévoir *à priori.*

toutes choses égales d'ailleurs, plus marqué le long des côtes qu'en pleine mer.

C'est qu'en effet, et par suite de l'abondance plus grande du miasme marin dans l'eau des bords de la mer, § 17, l'agitation produite sur ses bords, soit par les vents, soit par l'irrégularité des fonds, soit par toute autre cause, dégage une quantité de miasmes qui rend l'atmosphère correspondante plus miasmatiquement saturée que l'atmosphère de la pleine mer.

Passons à une autre variété de faits.

Jusqu'ici nous n'avons envisagé l'agitation aqueuse que dans ce que ce phénomène a de plus général et de mieux appréciable, savoir : l'agitation de la mer produite par les vents, orages, marées, etc. Pour l'explication des faits qui vont suivre, cette distinction est insuffisante et nous force de recourir à une autre distinction de l'agitation aqueuse, déjà énoncée et appliquée par nous, § 3.

Dans cette proposition, nous avions distingué, en effet, l'agitation aqueuse *générale*, celle-ci comprend toutes les variétés d'agitation ci-dessus ; et *locale*, qui est produite artificiellement dans un point limité de la mer, comme, par exemple, l'agitation qui est la conséquence d'un navire en marche.

Cette distinction rappelée, voyons comment elle va se prêter à l'explication des faits suivants.

C. Le premier d'entre tous, au point de vue de sa singularité, fait déjà mentionné par nous, § 3, est celui-ci, à savoir : le mal de mer est, toutes choses égales d'ailleurs, plus fréquent et intense sur les bâtiments à vapeur que sur les bâtiments à voiles.

Un tel résultat, disions-nous, est surprenant, si l'on admet que le mal de mer est causé par le balancement du navire ; car de deux systèmes de navigation, c'est précisément celui qui, par les temps ordinaires, est le mieux exempt de mouvements oscillatoires, qui présente le plus d'exemples de mal de mer.

Ce résultat avoué, bien qu'en contradiction flagrante avec les idées reçues, personne que nous sachions n'en a donné jusqu'à présent d'explication plausible.

Cette explication devient facile et simple, dès qu'au lieu du balancement du navire, l'on fait intervenir l'agitation de la mer. Grâce à cette agitation, ainsi qu'à la distinction établie plus haut, toute contradiction disparaît; la pratique et la théorie deviennent confirmatives l'une de l'autre.

En effet, soit admis en principe que, l'agitation de la mer (agitation générale ou locale) a pour résultat capital celui d'augmenter considérablement l'accumulation miasmatique de l'atmosphère ambiante.

De ce moment, l'on comprend sans peine que : 1° si, pendant la grosse mer et les orages, le mal de mer est de fréquence et d'intensité à peu près égales sur les voiliers et les vapeurs, c'est qu'en ces circonstances, l'agitation des eaux (agitation générale) est commune à tous les bâtiments.

2° Si par une bonne brise, sans agitation bien marquée de la mer, le mal de mer, relativement assez modéré sur les voiliers, est au contraire fréquent et intense sur les vapeurs, c'est qu'alors l'agitation aqueuse (générale et locale), qui fait presque défaut aux bâtiments à voiles, demeure forte et permanente (agitation locale surtout) à l'égard des navires à vapeur, grâce au mode de progression qui leur appartient.

3° Enfin, si par un calme plat, pendant lequel les vapeurs seuls peuvent marcher, et marchent en effet, sans balancement sensible, le mal de mer conserve néanmoins sur ce genre de navire une intensité et fréquence notables, c'est encore parce que l'agitation des eaux (purement locale, dans ce cas particulier,) est inséparable de la marche des pyroscaphes.

D. L'influence de l'agitation locale, résultat de la marche propre aux vapeurs, n'est jamais mieux évidente, sur le mal de mer, que dans les circonstances où un vapeur marchant en temps de calme (1), suspend ou ralentit, pendant un temps un peu long, le jeu de ses machines. Presque aussitôt (et ici nous en appelons au souvenir de tous), alors même que le balancement, la fumée, etc., persistent au même degré, l'intensité du mal de mer diminue, et cela d'une manière d'autant plus notable, que la mer auparavant était plus calme.

Dès que le vapeur reprend son allure primitive, le mal de mer reparaît au même degré que devant.

E. Qui n'a pas, dans les ports de mer, accom-

---

(1) Nous disons en temps de *calme* : cette condition est indispensable ; car, en temps d'orage ou seulement d'agitation forte de la mer, on comprend que l'agitation générale des eaux maintenant dans l'atmosphère un degré de concentration miasmatique assez élevé, rendrait le phénomène que nous signalons, à peu près inappréciable.

pagné un ami partant sur un vapeur (nous pouvons d'autant mieux citer ce fait, que nous en avons acquis maintes fois l'expérience personnelle)?

Tant que le navire n'a pas fait mouvoir ses machines, surtout si la mer est calme, notre état normal se maintient dans toute son intégrité.

Tout-à-coup, le signal du départ se fait entendre, l'équipage s'ébranle, des clapotements lents et successifs annoncent que les machines essayent leur jeu, notez que, dans tout cela, le navire n'a pas sensiblement bougé de place, ce qui n'empêche pas qu'avant qu'une ou deux minutes se soient écoulées, déjà quelques individus se sentent indisposés, d'autres éprouvent une inquiétude vague dont ils ne se rendent pas compte, tous se hâtent, les uns de gagner leur cabine, les autres de quitter le bord.

Continuons notre revue.

F. S'il est vrai que l'agitation aqueuse locale produite par la marche d'un navire, un vapeur surtout, a pour résultat d'activer le dégagement miasmatique, sur la route suivie par le bâtiment, on comprend aussitôt que tous les points du navire ne devront pas être uniformément assaillis par ce dégagement, et que, de ces points, ceux où le dégagement sera le plus fort, seront ceux aussi où le mal de mer sera le plus intense.

On aura une idée assez exacte, ce nous semble, de la manière dont l'agitation locale répartit les miasmes autour d'un vapeur (1), au souvenir du mode suivant lequel la poussière des routes, agitée par les roues et le pas des chevaux, pénètre dans l'intérieur des diligences.

Tous ceux qui ont eu l'occasion de voyager en diligence, durant les étés secs et chauds, savent très bien que, de toutes les places, celles de rotonde sont celles que la poussière souille particulièrement et où elle se précipite en tourbillons épais, alors que l'intérieur en reçoit beaucoup moins, et le coupé presque pas.

Ce mode de distribution des molécules terreuses, tel que nous venons de le décrire, s'explique de la manière la plus simple, en disant :

---

(1) Nous disons, vapeur plutôt que voilier, parce que, bien que le mode de distribution miasmatique, dont il s'agit, soit semblable dans les deux cas, il est néanmoins, et pour des raisons aisées à comprendre, beaucoup plus facile à étudier à l'égard du vapeur.

que la vitesse du déplacement de la voiture, combinée à la durée du temps nécessaire à la poussière pour s'élever, font que, lorsque celle-ci atteint la hauteur des portières, les deux tiers de la longueur du véhicule l'ont déjà dépassée; il ne reste plus que la rotonde, dans laquelle la poussière se précipite d'autant plus volontiers, que deux causes sollicitent sa pénétration: l'air échauffé de l'intérieur du véhicule, puis la force centripète inhérente au véhicule lui-même, et proportionnée à sa vitesse de propulsion.

Il ressort évidemment, dans le cas qui nous occupe, que les parties postérieures et postéro-latérales intérieures et extérieures de la voiture sont celles où la poussière doit se porter et se porte, en effet, en plus grande quantité.

Et bien! je dis que cet exemple peut donner une idée fort approximative du mode de répartition des molécules miasmatiques, déplacées par un vapeur en marche, autour de ce vapeur lui-même, à savoir que, sur ce dernier, ce seront surtout les parties postérieures, postéro-latérales intérieures et extérieures où l'atmosphère marine sera le plus miasmatiquement saturée.

L'expérience confirme-t-elle ces prévisions? Oui, sans doute!

Qui ne sait combien l'extrémité du gaillard-d'arrière est, pour tous les bâtiments, le siége de prédilection du mal de mer? Pour les vapeurs, en particulier, il suffit (et nous l'avons vérifié plus d'une fois) de s'y arrêter de quelques secondes à quelques minutes en fixant les flots, la nuit surtout, pour être immédiatement saisi de nausées des plus intenses.

Par contre, l'extrémité de la poupe se trouve dans des conditions précisément inverses, et n'était le froid glacial qu'on y ressent, durant les nuits fraîches, ce point serait sans contredit, par rapport au mal de mer, le plus salubre de tous.

Voilà pour les parties antérieures et postérieures externes du bâtiment.

Pour les parties postéro-latérales et externes, nous nous contenterons d'indiquer aux personnes qui voudront en tenter l'expérience, d'essayer de mettre la tête à l'une des fenêtres s'ouvrant flanc-arrière du bâtiment, surtout à celles qui sont le plus rapprochées des roues du vapeur.

Pour peu que le sujet redoute le mal de mer, je ne suppose pas qu'il puisse y séjourner plus de deux à cinq minutes, et quelquefois beaucoup moins, sans être immédiatement pris de vomissements intenses. S'il pensait (le sujet) que la rotation des roues ait pu contribuer au phénomène, qu'il recommence en fermant les yeux, et le résultat, sans tarder sensiblement, sera encore le même.

Reste l'intérieur des navires; quant à celui-ci, tous ceux qui ont quelque peu navigué, ne sont pas sans savoir combien la cale, la chambre aux cabines et généralement tous les compartiments des navires exhalent une odeur repoussante *sui generis*, et suffisante d'habitude à provoquer les nausées. C'est là, au surplus, ce qui va résulter clairement de l'expérience ci-après, par laquelle nous terminons cette énumération déjà si longue.

La même expérience montrera, en même temps, jusqu'à quel point l'admission d'un miasme marin est indispensable pour l'explication vraiment rationnelle de l'odeur et de l'insalubrité de l'intérieur des navires en général.

Jusqu'ici l'on s'était contenté d'en accuser tout simplement l'humidité et surtout le défaut de renouvellement d'air, sans prendre garde que ces circonstances n'ont jamais donné lieu, partout ailleurs que sur la mer, à des accidents tels que nausées et vomissements, par exemple?

Ces circonstances, sans aucun doute, entrent bien pour quelque chose dans les inconvénients dont il s'agit; mais, à coup sûr, elles ne sont pas les seules, et le miasme marin, dont on ne dit mot, doit, à notre avis, revendiquer ici la plus large part d'action.

G. Nous trouvant, un jour du mois de juillet 1848, sur un vapeur faisant la traversée d'Alger à Marseille, la mer était excellente; pas de brise, le navire filait onze nœuds à l'heure dans la plus complète immobilité, et, à part quelques individus auxquels le mal de mer ne fait jamais grâce, la santé du plus grand nombre des passagers, y compris la nôtre, était parfaite.

Dans ces dispositions, fantaisie nous prit de descendre dans notre cabine; ajoutons que cette dernière, ainsi que celles du reste du compartiment, étaient tenues avec un soin porté jusqu'au luxe.

Or, chaque fois que nous descendions dans ladite cabine, au bout de quelques minutes, un malaise inexprimable s'emparait de nous; la tête devenait comme vide, l'épigastre se resserrait, une moiteur abondante couvrait notre corps, enfin les nausées et les vomissements menaçaient d'apparaître.

Remontions-nous sur le pont? tout malaise cessait promptement, pour revenir de la même manière, et ainsi de suite (1).

A quoi pouvait tenir cette différence? Comment se faisait-il que le mal de mer vînt nous assaillir dans cette cabine, alors que, sur le pont, le même mal nous laissait si complètement en repos?

Etait-ce la chaleur de la saison?

Mais la chaleur peut bien faire suer, suffoquer même ; en aucun cas elle ne fait vomir!

Etait-ce l'humidité, le défaut de renouvellement d'air ?

Mais notre cabine était parfaitement sèche, et, de plus, suffisamment aérée par la fenêtre toute grande ouverte sur les flancs du navire!

---

(1) Un enfant d'un an, que nous avions avec nous, ne put jamais non plus réussir à séjourner dans ladite cabine. Dès qu'il y était entré, et avant quatre ou cinq minutes, le pauvre petit devenait inquiet, d'abord, puis poussait des cris aigus en s'agitant avec force ; bientôt la sueur ruisselait de tout son corps et baignait ses cheveux ; les cris redoublaient, ainsi que l'agitation ; bref, rien ne pouvait réussir à le calmer, et il fallait de toute nécessité le remonter sur le pont. Arrivé là, l'enfant vomissait deux ou trois fois un peu de lait mêlé de bile, après quoi, tout rentrait dans l'ordre, et il reprenait sa gaieté ordinaire.

Telles étaient les questions que nous eussions pu nous faire, comme tant d'autres, et dont la solution nous eût, ainsi qu'eux, tenu en échec bien longtemps, si, préoccupé que nous étions à cette époque, du mode probable de distribution des miasmes marins autour d'un navire en marche, d'un vapeur en particulier, nous n'eussions deviné aussitôt la cause de la différence ci-dessus.

Cette cause résidait dans la fenêtre dont nous venons de parler tout-à-l'heure, laquelle, pratiquée dans l'intention d'aérer la cabine du compartiment, avait en même temps pour résultat imprévu, d'y déverser les miasmes du dehors (1).

Au surplus, l'occasion se présentait belle d'expérimenter la chose !

En conséquence, la croisée fut fermée.

Une heure après, grande fut notre satisfaction, lorsque, de retour dans notre cabine, nous pûmes constater de la manière la plus positive, que les inconvénients énoncés tout-à-l'heure avaient disparu en grande partie; notre séjour

---

(1) Ajoutons, dans l'intérêt de l'exactitude de l'expérience, que la fenêtre de la cabine occupée par nous se trouvait située une des premières en arrière des roues du vapeur.

pouvant s'y prolonger presque aussi impunément que sur le pont!

Ceci se passait le premier jour de la traversée.

Le lendemain, désireux de faire la contre-épreuve, la même croisée fut rouverte : retour des mêmes accidents de la veille, un quart-d'heure après.

La croisée est refermée de nouveau : disparition comme devant.

Cette fois, il n'y avait plus à en douter, l'expérience était positive, et la fenêtre de la cabine, qu'elle livrât passage à un miasme ou à autre chose, était certainement le principal, sinon le seul auteur du phénomène.

Lorsque nous serons arrivé à la partie thérapeutique de ce travail, nous indiquerons un mode bien simple d'aération, dont l'application, étendue déjà aux vapeurs, mais établie suivant un principe plus rationnel, éviterait certainement l'inconvénient auquel aboutit l'aération par le moyen de fenêtres ouvertes sur le flanc des navires.

Nous pourrions multiplier encore l'énumération des faits propres à démontrer la part active, que prend, à l'invasion du mal de mer, l'agitation des eaux.

Nous pensons toutefois que la proposition qui signale cette intervention se trouve, dès à présent, suffisamment mise hors de doute. C'est pourquoi nous n'énoncerons plus que les conclusions suivantes qui sont le corollaire de cette proposition.

Conclusions. Si l'on réfléchit, d'une part, à l'obscurité qui a régné jusqu'à ce jour dans l'explication des faits que nous venons de passer en revue; si l'on réfléchit, d'autre part, à l'extrême facilité, disons mieux, à la rigueur presque mathématique avec laquelle l'admission d'un miasme marin et son mode naturel de distribution, se prêtent à l'interprétation rationnelle de ces faits, aussi bien qu'à régler leurs conditions d'existence; si l'on considère, enfin, combien ces faits expliqués ainsi paraissent simples, d'obscurs et d'énigmatiques qu'ils semblaient d'abord!... comment pourrait-on ne pas accueillir favorablement l'admission d'un miasme de source marine, et ne pas classer cette admission au nombre des vérités nécessaires sinon prouvées?...

§ 23. Le balancement, l'odeur de goudron, de charbon, la chaleur, etc., etc., sont autant de causes tour-à-tour occasionelles & auxiliaires du Mal de mer.

On se tromperait, en pensant que nous n'accordons au balancement du navire aucune espèce d'influence dans l'invasion du mal de mer. Ce que nous nions positivement, et nous l'avons surabondamment développé, § 2, c'est que le balancement puisse créer ce mal.

Toutefois, si le balancement n'engendre pas l'affection marine, il est incontestable qu'il peut, du moins, en favoriser le développement, en devenant, à son égard, cause occasionelle ; au même titre que la fatigue, les peines morales, l'impression du froid, etc., occasionnent, tous les jours, affections fébriles, intoxications et autres maladies, sans pour cela les créer de toutes pièces.

On comprend très bien, par exemple, comment les individus à qui l'escarpolette ou la voiture donnent habituellement le vertige, étant fatigués d'une façon analogue, à propos de roulis et tangage un peu prononcés, offriront par cela même d'autant plus de prise à l'invasion du mal de mer.

Voilà pour le rôle de cause occasionelle joué par le balancement du navire.

Ce rôle n'est pas le plus fréquent.

Pour s'en convaincre, il suffit de réfléchir que le nombre des individus à qui l'escarpolette, la voiture, le roulis, etc., donnent le vertige, est relativement fort petit, § 2; d'où il résulte qu'on peut affirmer que, sur la grande majorité des passagers, le balancement ne produit ou ne produirait rien en réalité, tant que la cause vraiment génératrice du mal de mer (le miasme marin) n'a pas agi.

Une fois le mal de mer déclaré, quelque faible que soit son intensité première, et à plus forte raison lorsque cette intensité initiale est grande, le balancement, jusque-là, cause impuissante ou occasionelle, tout au plus, acquiert aussitôt une assez grande importance; son rôle consiste alors, en impressionnant l'individu d'une manière permanente, puis bientôt désagréable, à augmenter indirectement les moyens d'action de la cause miasmatique, dont il devient, dans ces cas, cause auxiliaire.

Tâchons d'éclaircir ceci par un exemple.

Voici un homme prédisposé au mal de mer ? Cet homme s'embarque.

Pendant la traversée, on doit admettre que (cet homme étant prédisposé au mal de mer), l'affection marine commencera tôt ou tard à le gagner, quoique assez faiblement, au début, pour qu'il n'en ait pas tout d'abord conscience.

En cet état, cet homme, sans être visiblement malade, n'est pourtant pas non plus dans son état normal, et il est facile de comprendre que toujours, par suite de cet état, telle circonstance qui, d'ordinaire, était sans influence fâcheuse sur son individu, ne pourra plus, à ce moment, être indéfiniment supportée en toute impunité.

Soit le balancement du navire, cette circonstance ?

Ce balancement ne sera d'abord, pour le passager, qu'une particularité plus ou moins indifférente.

Le balancement continue.

Le premier résultat de cette continuité, pour le passager, sera de la lassitude.

En raison de sa lassitude, notre homme offrant

plus de prise encore à l'influence marine, le mal de mer, chez lui, croîtra d'intensité.

Le balancement persiste.

Cette fois, notre passager sensiblement malade, le balancement qui, tout-à-l'heure, ne faisait que le lasser, maintenant le fatigue.

Tout aussitôt, le mal de mer d'augmenter dans les mêmes proportions, et le balancement, de fatigant qu'il était, devenir tout-à-fait insupportable, et ainsi de suite.

Dans cet enchaînement de circonstances, que voit le passager?

Celui-ci, qui ne soupçonne même pas l'existence d'un miasme marin, comme cause principale, et ne sent que le balancement qu'il apprécie et mesure, n'accuse et ne peut véritablement accuser de son mal que cette seule circonstance.

Pour nous, médecins, que devons-nous y voir en réalité?

Nous devons y voir deux causes, mais deux causes séparées et distinctes : l'une, essentielle, § 20, quoique non appréciable, matériellement parlant, le miasme marin; l'autre, tour-à-tour occasionelle ou auxiliaire de la première, et en même temps la seule appréciable, le balancement!

Ce que nous venons de dire du balancement, s'applique sans restriction à toutes les autres circonstances, cortège obligé du mal de mer : nous voulons parler de l'odeur de fumée, de goudron, qu'exhalent particulièrement les navires à vapeur, de la chaleur suffocante des cabines, etc. Combien de fois n'a-t-on pas accusé ces dernières circonstances de produire le mal de mer?

C'est surtout à props des vapeurs, que cette accusation s'est produite, et peu s'en est fallu qu'elle n'usurpât l'importance traditionnelle du balancement lui-même.

A vrai dire, cette usurpation eût été, jusqu'à un certain point, légitime, puisque, s'il est constant que le mal de mer existe fort souvent sur les vapeurs, en l'absence d'un balancement bien appréciable, §§ 2, 3, il est notoire que la fumée, l'odeur concentrée de goudron, de charbon, etc., n'y font jamais défaut.

L'exemple suivant, à la vérité duquel bien des gens pourront en appeler à leur propre expérience, va achever de faire comprendre notre pensée, sur la manière dont nous concevons l'influence des causes ci-dessus, dans l'invasion du mal de mer.

Supposez un homme en proie à une migraine

déchirante (nous choisissons cette affection, parce que c'est celle où l'intolérance pour toute sensation quelconque, habituelle ou non, est plus particulièrement marquée)?

Supposez ensuite que, au plus fort de la douleur, et tandis que le malade s'est couché et isolé à dessein de tout bruit, de tout mouvement,.... un mauvais plaisant vienne à lui balancer son lit, faire crier une porte, dégager quelque odeur forte ou désagréable, etc., et cela, non pas une minute, ni dix, mais une, trois, six heures, un jour entier durant?

Que pensez-vous de la situation du malade?

Que de malédictions ne proférera-t-il pas contre le malavisé, ou, à son défaut, contre le balancement, le bruit, l'odeur, etc.!

Il y a plus, supposez encore (chose parfaitement réalisable, en admettant qu'il s'agisse d'une migraine périodique,) que, à chaque fois que l'affection hémicrânienne sera sur le point d'éclater, pareil retour de balancement, ou de bruit, ou d'odeur vienne à se produire?

Vous pouvez tenir pour positif, qu'avant peu votre homme regardera comme démontré, et dira à qui veut l'entendre, que ce balancement, ce bruit ou cette odeur sont la cause productrice unique de sa migraine!

C'est là le *post hoc, ergò propter hoc*, si souvent invoqué mal à propos par les gens du monde.

C'est là aussi, par rapport au mal de mer, le rôle étiologique exact rempli par le balancement du navire, l'odeur du charbon, du goudron, la chaleur, etc.

En résumé, concluons que, dans l'espèce, les circonstances dont il s'agit, balancement, bruit, odeur, etc., n'ont d'autres pouvoirs que ceux d'*occasioner* et surtout d'*augmenter* le mal de mer, chez les individus que la cause prochaine de ce mal tient sous sa dépendance. Chez ceux, au contraire, que cette cause prochaine n'atteint pas, les mêmes circonstances se produisent en vain, et restent, pour les uns, absolument inoffensives, pour les autres, plus ou moins incommodes, et rien de plus.

Ici se terminent les considérations étiologiques que nous avions à présenter, relativement à l'admission d'un miasme marin, et à l'action que ce miasme (précédé ou suivi de circonstances accessoires) exerce sur l'organisme, en vue de la production du mal de mer.

Si la manière fort imparfaite, sans doute, avec laquelle nous avons traité cette matière, peut suffire néanmoins à appeler l'attention et exciter les recherches de plus compétents?..... Notre but sera rempli !

Et peu nous importe la critique ultérieure de nos moyens d'investigation, dont la pauvreté pourrait peut-être trouver une excuse dans la nouveauté du sujet?

NATURE ET CLASSIFICATION.

§ 24. L'analyse des symptômes du Mal de mer et des symptômes des affections miasmatiques montre que ces deux genres d'affections sont de même nature.

Nous avons, dans le chapitre précédent, §§ 12, 13, 14 et *sq.*, *étiologiquement* démontré que le mal de mer pouvait être considéré comme une affection causée par un miasme.

Nous allons, dans celui-ci, nous efforcer de faire voir que, *symptomatologiquement*, le mal de mer est de même nature que les affections miasmatiques.

La nature du mal de mer, fondée sur l'analyse des symptômes de cette affection, a été déjà indiquée par nous, § 11, où nous disons: Le mal de mer peut être défini: « Une lésion

» primitive de l'*influx nerveux* cérébro-spinal, » se traduisant par, etc., » définition qui n'exprime autre chose, en effet, que la manière d'être essentielle de l'affection marine.

Restait à rechercher à quel groupe d'affections une telle nature permet de rapporter le mal de mer.

Soit les affections miasmatiques, le groupe morbide auquel se rapporte cette affection ?

Nous avons à vérifier maintenant si, par leurs symptômes, les affections miasmatiques comportent effectivement une nature semblable à celle de l'affection marine ?

Dans l'espèce, on peut bien le déclarer tout d'abord, la confirmation de cette nature, pour toutes les affections miasmatiques, ou, autrement dit, pour toutes les intoxications quelles qu'elles soient, ne fait pas l'ombre d'un doute.

Il suffit de jeter les yeux sur l'ensemble symptomatique propre aux intoxications (et, par intoxication, nous entendons seulement ici tout état fébrile, pourvu qu'il soit *primitif*) pour se convaincre aussitôt que cet ensemble se compose constamment de deux groupes de symptômes : les uns *primitifs*, correspondant à l'intoxication elle-même, en tant que trouble porté dans l'exercice de l'innervation, d'où : *trouble fonctionnel*, ici, général ; les autres *consécutifs* à l'intoxication et en rapport avec les changements de nutrition et de sécrétion survenus à la suite du trouble fonctionnel, d'où trouble organique ou *lésion organique*.

Or, en vue du premier groupe de symptômes, *trouble fonctionnel* général, il est clair que les intoxications ne sauraient reconnaître d'autre point de départ qu'une lésion *primitive de l'influx nerveux* cérébro-spinal ; il est en même temps évident que ladite lésion constitue la manière d'être essentielle des intoxications fébriles, ou, en d'autres termes, qu'elle en est la nature propre.

D'un autre côté, que la lésion de l'influx nerveux soit simple ou pernicieuse, généralisée ou localisée ; que cette lésion soit continue, intermittente (1) ou atypique (nous dirons plus tard

---

(1) Ainsi qu'on le voit, nous regardons le *type*, dans les fièvres en général, comme un caractère plus accessoire qu'on ne le considère généralement.

Depuis quelques années, à la vérité, et à l'égard des fièvres palustres, l'observation, en montrant que, quelle que fût la variété de succession symptomatique ou autrement le type de ces dernières, la médication quinique les guéris-

ce que nous entendons par ce dernier mot), pourvu que, dans tous les cas, le trouble fonctionnel général qui lui succède soit *primitif*, cette lésion, dans tous les cas aussi, n'en constituera

---

sait ou pouvait les guérir toutes, a un peu dépouillé de son prestige ledit caractère; et, aujourd'hui, la plupart des médecins versés dans la pratique des contrées marécageuses ne tiennent-ils que fort peu compte de l'intermittence ou même de la presque continuité de ces affections, qu'ils considèrent, non sans raison, comme étant toutes de même nature, c'est-à-dire comme étant toutes des affections miasmatiques.

Eh bien! ce qu'on a fait thérapeutiquement pour les intoxications de source palustre, par rapport à leur nature miasmatique, il reste à le faire (et on le fera si l'on est conséquent) pour toutes les affections pyrétiques des grandes villes, depuis la fièvre simple jusqu'au typhus (véritable continue pernicieuse), lesquelles affections, quelle que soit leur allure, n'en sont pas moins des affections miasmatiques aussi, à cela près que le mode d'action de leur cause prochaine (le miasme) est différent.

Pour celles-ci, la *continuité* de l'état fébrile ou du type, a empêché jusqu'ici qu'on les comprît thérapeutiquement parmi les affections palustres ou miasmatiques proprement dites, parce que le *génie* intermittent, disait-on, est une barrière infranchissable qui sépare à tout jamais la nature des pyrexies intermittentes de celle des pyrexies continues.

Mais, d'où dépend donc le génie intermittent ou, pour parler plus catégoriquement, l'intermittence du type dans les affections de source palustre?

pas moins l'affection miasmatique dans son caractère essentiel et fondamental.

Si nous pouvions ici exprimer toute notre pensée (c'est-à-dire si l'espace et le cadre de cet

---

On a répondu depuis longtemps (M. le Docteur Roche): *L'intermittence de l'effet*, dans ces affections-là, est en rapport avec *l'intermittence de la cause*.

Maintenant, d'où dépend, nous demandera t-on, la continuité du type, dans les affections ou fièvres continues des grandes villes, le typhus par exemple?

Nous répondrons, par analogie: *La continuité de l'effet*, dans ces affections-là, est en rapport avec la *continuité de la cause!*

Ainsi donc, là où vous aurez un miasme à action *intermittente*, l'observation vous montrera des intoxications *intermittentes* avec toutes les variétés de type et de lésions organiques consécutives *intermittentes*, lésions par conséquent fugaces comme l'intoxication elle-même.

De même, là où vous aurez un miasme à action *continue*, l'observation mettra sous vos yeux des intoxications *continues* avec toutes les variétés de formes et de lésions organiques consécutives *continues*, lésions par conséquent durables et persistantes autant que l'intoxication d'où elles dérivent.

Mais, dans tous les cas, qu'il s'agisse de fièvres continues ou de fièvres intermittentes, toutes les fois qu'il y aura à l'ensemble symptomatique : *trouble fonctionnel* général *primitif!* Toutes les fois aussi, vous pourrez prononcer avec certitude qu'il y a effet ou affection miasmatique d'une source ou d'une autre, affection miasmatique par lésion *primitive* ou *intoxication* de *l'influx nerveux* cérébro-spinal!

ouvrage nous le permettaient), il ne nous serait pas impossible de démontrer que la manière d'être essentielle que nous venons de reconnaître aux intoxications fébriles, est également la manière d'être de toutes les affections dites, de *cause interne ;* avec cette seule différence que, pour les fièvres ou intoxications proprement dites, la lésion porte sur l'influx nerveux cerébro-spinal tout entier; tandis que, pour les autres, la même lésion peut ne porter et ne porte en effet, la plupart du temps, que sur une portion déterminée de ce même influx. Cette différence crée, à l'expression fondamentale des unes et des autres affections, une différence correspondante, à savoir que : tandis que les unes, les fièvres, s'expriment par un trouble fonctionnel étendu, tout d'abord, à toutes les fonctions, les autres se manifestent par un trouble fonctionnel limité à une portion seulement des fonctions animales ou organiques. Quoi qu'il en soit, toujours est-il que la manière d'être essentielle, autrement dit, la nature des unes et des autres affections est la même, en ce sens qu'elle consiste essentiellement en une lésion *primitive de l'influx nerveux* général ou partiel.

La lésion *primitive de l'influx nerveux*, lésion

qui, suivant nous, est le propre des affections dites de cause *interne*, établit donc une ligne de démarcation radicale entre ces mêmes affections et les affections dites de cause *externe.*

Dans celles ci, c'est le *système nerveux* lui-même, ou manifesté à l'état d'organe, qui, le premier, est lésé; cette lésion organique, ici, *primitive*, entraîne aussitôt un trouble fonctionnel en rapport avec les différentes circonstances d'intensité, de caractère, de siége, etc., qui lui appartiennent ; mais ce trouble fonctionnel n'est, dans tous les cas, que *consécutif* à la lésion organique, et réglé par elle.

Dans celles-là, c'est *l'influx nerveux*, fluide animateur du système nerveux ou de l'organe, qui est lésé au début. La fonction correspondante s'en trouve tout d'abord modifiée, d'où trouble fonctionnel *primitif* (1). Quant à l'organe,

---

(1) A l'égard des deux classes d'affections que nous examinons, on pourrait avancer que le trouble fonctionnel se trouve constamment *consécutif*, soit à la lésion du système nerveux ou de l'organe, dans un cas, soit à la lésion de l'influx nerveux, dans l'autre cas.

Toutefois, comme les lésions de l'influx nerveux ne sauraient être appréciables autrement que par le trouble fonctionnel qu'elles déterminent, à leur suite, il suit que ce trouble fonctionnel, dans le cas des affections de cause in-

celui-ci n'est pas nécessairement lésé au début ; il le devient tôt ou tard, mais ce n'est-là, pour tous les cas, qu'une lésion organique *consécutive* au trouble fonctionnel ; lésion, par conséquent, entièrement subordonnée : gravité, siége, durée, etc., à la gravité, au siége et à la durée dudit trouble.

En termes plus brefs, dans un cas, c'est le système organique qui est malade ; dans l'autre cas, c'est la vie qui est en danger.

Dans un cas, la lésion de l'organe, en acquérant de l'importance, pourra bien entraîner la mort, mais l'entraînera par extinction *consécutive* de la vie.

Dans l'autre cas, la lésion de l'influx nerveux, si elle entraîne la terminaison fatale, l'entraînera par extinction *primitive* du principe vital lui-même.

La distinction que nous venons d'établir, une fois bien comprise, et son adoption, comme

---

terne, étant le premier phénomène *apparent*, se trouve par le fait *primitif* dans l'ensemble symptomatique.

Dans les mêmes affections, notez de plus que, par rapport aux lésions organiques que le trouble fonctionnel occasionne ordinairement, sinon toujours à sa suite, ce trouble fonctionnel devient alors primitif de droit.

point de départ de toute étude pathologique, une fois réalisée, la grande discorde qui a divisé et divise encore de nos jours la médecine dite organiciste et la médecine dite vitaliste, c'est-à-dire la médecine qui ne veut voir que des lésions d'organes ou de fluides, et celle qui ne veut reconnaître que des lésions de la vitalité, cette grande discorde, disons-nous, devient sans objet et tombe d'elle-même.

A notre sens, la dispute pouvait être aisément vidée; il suffisait, pour cela, d'énoncer les quatre propositions suivantes : propositions qui, à elles seules, résument la physiologie et la pathologie, dans leur base fondamentale commune.

On peut arriver à formuler ces quatre propositions, en considérant que, de tout temps, on a admis, dans l'homme, deux principes distincts : la *vie* et la *matière*.

Ces deux principes, associés l'un à l'autre et solidaires l'un de l'autre, constituent l'organisme à son état le plus parfait.

Or, cette admission incontestable et purement métaphysique, si nous la traduisons en langage médical, que pourrait-elle signifier, sinon, qu'il y a dans l'homme un *influx nerveux* et un *système nerveux*?

L'organisation, en effet, considérée dans son élément, tout-à-la-fois matériel et générateur, qu'est-elle autre chose, sinon une somme plus ou moins divisée et ramifiée de matière nerveuse ayant pris forme, et se traduisant : ici, par le cerveau et la moelle, organes nerveux proprement dits ; là, par le poumon et le cœur ; ailleurs, par le foie; plus loin, par la peau, etc., tous organes ou systèmes d'organes qui puisent leur existence matérielle dans l'existence non moins matérielle du système nerveux lui-même?

Mais le système nerveux, à son tour, qu'est-il, ou, plutôt, que serait-il, s'il n'était mis en activité par un principe à lui spécial, principe moteur de tous ses actes (végétatifs et de relation), *influx nerveux* enfin (et puisque la vie et la matière sont solidaires l'une de l'autre), qui se perpétue par l'exercice du système nerveux, de même que l'exercice de ce dernier se perpétue par l'influx lui-même (1)?

---

(1) Des considérations ci-dessus, il résulte qu'on peut dire : Les *organes* sont la manifestation du *système nerveux*; les *fonctions* sont la manifestation de *l'influx nerveux*.

Voici un homme que la mort a frappé au milieu de la santé la plus florissante : les organes, chez cet homme, sont restés

Cela posé, nous dirons :

PHYSIOLOGIE.

Proposition Ire. L'*influx nerveux* est l'agent animateur du système nerveux ; c'est lui qui préside à *l'existence fonctionnelle* (animale et organique) de ce dernier, et, par conséquent, à la vie.

Prop. II. Le *système nerveux* résume en lui l'organisation ; c'est lui qui préside à *l'existence matérielle* de tous les organes.

PATHOLOGIE.

Prop. III. La lésion de l'*influx nerveux* modifie primitivement la *fonction* et consécutivement l'organe.

Prop. IV. La lésion du *système nerveux* modifie primitivement *l'organe* et consécutivement la fonction (1).

---

les mêmes, l'influx nerveux seul les a quittés, et la vie s'en est allée (mort par le *principe vital*).

Voici un autre homme qu'une désorganisation matérielle grave et subite vient de faire mourir : l'influx nerveux, chez lui, n'a pas fait défaut un instant ; l'organe seul a manqué à l'influx, c'est pourquoi celui-ci n'ayant rien trouvé à animer, la vie a cessé (mort par le *système organique*).

(1) Les quatre propositions ci-dessus, pourraient être

Ainsi que nous l'avons avancé tout-à-l'heure, on voit que, de même que les propositions I et II sont la base fondamentale de toute saine physiologie, les propositions III et IV sont, à leur tour, le point de départ indispensable de toute bonne pathologie.

Cette dernière remarque revient à dire que toute pathologie qui voudra classer naturellement et décrire avec méthode l'assemblage des êtres morbides, devra tout d'abord diviser ceux-ci en deux grandes sections parfaitement distinctes, quoique ayant entre elles de nombreux points de contact, savoir :

A. Maladie par lésion de *l'influx nerveux* ou Névroses.

B. Maladie par lésion du *système nerveux* ou Névro-Pathies.

Les premières correspondent aux maladies de cause *interne*, et, par suite, à la patho-

---

exprimées d'une manière plus simple encore et non moins exacte :

1° *L'influx nerveux est le principe de la vie ;*

2° *Le système nerveux est la condition de la vie ;*

3° *La lésion de l'influx nerveux détruit le principe de la vie ;*

4° *La lésion du système nerveux détruit les conditions de la vie.*

logie interne (MÉDECINE) ; les secondes, aux maladies de cause *externe*, et, par suite, à la pathologie externe (CHIRURGIE)

N'ayant pas à nous occuper ici de nosographie proprement dite, nous couperons court à ces réflexions que nous espérons reprendre quelque jour.

§ 25. L'examen comparatif des caractères généraux qui appartiennent au Mal de mer autorise à ranger ce mal parmi les intoxications de source marine.

Nous avons établi, dans la proposition précédente, que la nature des symptômes du mal de mer était la même que celle des symptômes des affections miasmatiques, à savoir : qu'elle consistait, de part et d'autre, en une lésion primitive de l'influx nerveux cérébro-spinal.

Maintenant, si nous considérons que la cause qui est susceptible de produire une lésion de *l'influx nerveux*, c'est-à-dire de léser un être immatériel, ne saurait être elle-même qu'immatérielle ou tout au moins d'une constitution fort rapprochée de celle des agents impondérables, il s'ensuivra que nous serons amené à penser que la cause qui produit, soit le mal de mer, soit les affections miasmatiques, est elle-même aériforme, gazeuse, etc.

Pour les affections miasmatiques (les affections palustres du moins), la science est depuis longtemps fixée sur le genre de cause prochaine qui leur donne naissance, et l'adjectif *miasmatique* et le mot *intoxication* indiquent assez l'idée qu'elle s'est faite de cette cause.

Il est vrai que ce n'est là qu'une hypothèse!

Mais qu'importent les hypothèses, lorsqu'elles expliquent les faits?

L'hypothèse du miasme palustre explique parfaitement les endémies palustres; la science a conservé cette hypothèse, et elle devait la conserver.

Pour expliquer le mal de mer, la science n'a pas admis jusqu'ici de cause prochaine miasmatique.

Toutefois, et puisque le mal de mer a sa nature symptomatique conforme à celle des affections miasmatiques, § 24, il suit que la nature de cause qui produit l'un, doit être bien près de ressembler à la nature de cause qui produit les autres; tranchons le mot, et disons que cette cause, dans un cas comme dans l'autre, est de nature toxique, autrement dit, est un *miasme*.

Prenez bien garde de ne pas crier: à l'hypothèse! Car alors nous vous rappellerions l'hypothèse de tout-à-l'heure; celle-ci expliquait les faits; vous l'avez consacrée; celle-là les explique non moins bien, vous devez la consacrer.

En résumé, ces quelques remarques suffisent dès-à-présent pour permettre d'assimiler le mal de mer aux affections miasmatiques et pour dire que, de part et d'autre, la lésion de l'influx nerveux qui constitue la nature propre de ces affections consiste en une INTOXICATION *de l'influx nerveux cérébro-spinal*.

Cette assimilation, toute importante qu'elle est, ne saurait suffire.

En effet, avancer que le mal de mer est une intoxication, est dire une chose assez vague. Il reste encore à déterminer la source de cette intoxication, c'est-à-dire l'origine de la cause miasmatique qui lui donne naissance.

Cette origine déterminée, et son existence probable mise une fois hors de doute, c'est seulement alors que l'assertion : *le mal de mer est une intoxication*, pourra revêtir un cachet de certitude véritable, en permettant de classer le mal de mer parmi les affections de même origine que la sienne.

Les intoxications (dans tout ce qui va suivre, nous sous-entendrons toujours le mot *fébrile*), groupe parfaitement naturel, en tant que la nature des affections qui le composent est invariable § 24, présentent une physionomie trop diverse, revêtent surtout des types trop différents, pour qu'il soit permis de penser que la cause prochaine (le miasme) reste toujours invariablement la même.

Si cette cause est invariable, quant à sa nature intime (ce qui est d'autant plus admissible que la nature symptomatique des intoxications est elle-même invariable), il faut du moins reconnaître que cette cause possède des modes d'action très-différents.

Forcé que nous sommes, par le titre de cet ouvrage, de rester dans des limites fort restreintes, nous allons présenter, sous forme de propositions (1), ce que nous avons à dire des miasmes et de la manière dont nous croyons qu'on peut les envisager, tant en eux-mêmes qu'au point de vue des effets généraux qu'ils exercent sur l'organisme.

I. Le miasme, produit ultime de la décomposition organique, se trouve partout où se rencontre la matière organisée.

II. Par rapport aux milieux qui le produisent, le miasme peut être rangé sous l'une des trois grandes divisions qui suivent : *a.* Miasme des villes, qu'on pourrait appeler miasme *urbain; b.* Miasme des marais, connu sous le nom de miasme paludéen ou *palustre; c.* Miasme de la mer, ou miasme *marin.*

III. Les miasmes urbain, palustre et marin diffèrent moins entre eux au point de vue de leur nature intime qui, suivant toute probabilité, est la même, c'est-à-dire *toxique*, que sous le rapport de leur mode de développement et de leurs conditions d'existence ; deux circonstances qui fondent, pour chaque miasme en particulier, *sa manière d'être particulière.*

---

(1). Ces propositions sont extraites d'un travail plus étendu sur la matière, travail que nous espérons être prochainement en mesure de publier.

IV. *a.* Le miasme urbain se développe d'une manière *continue* et indépendamment de toutes circonstances de saison, de température, de jour, de nuit, etc. Il suit delà que ce miasme *existe en permanence* dans les couches atmosphériques voisines du milieu qui le produit. Les circonstances dont nous venons de parler : saison, température, jour, nuit, etc., peuvent bien influer sur le plus ou moins d'activité du miasme; mais cette influence ne va jamais jusqu'à changer sa manière d'être particulière, manière d'être dont le caractère fondamental est la *continuité*.

V. *b.* Le miasme palustre se développe d'une manière *intermittente* sous l'influence d'une première circonstance capitale, la chaleur saisonnière, et *existe périodiquement* dans les couches atmosphériques ambiantes, sous l'influence d'une seconde circonstance capitale : la périodicité du jour et de la nuit. Les deux circonstances capitales dont nous venons de parler (seules ou réunies à d'autres plus secondaires, agissant dans le même sens), fondent pour le miasme palustre une manière d'être particulière, dont le caractère fondamental est *l'intermittence périodique*.

VI. *c.* Le miasme marin, par sa manière d'être particulière, tient le milieu entre le miasme urbain et le miasme palustre. Comme le miasme urbain, il se développe d'une manière continue; d'autre part, comme au miasme palustre, les circonstances de chaleur saisonnière, de jour, de nuit, etc., lui impriment une existence intermittente dans les couches atmosphériques voisines, mais cette intermittence n'atteint qu'exceptionnellement la périodicité.

VII. Une autre circonstance, plus capitale, dans l'espèce, que les précédentes, domine la manière d'être particulière du miasme marin. Pour comprendre la réalité de cette circonstance, il faut réfléchir d'abord, que le miasme marin, après son développement, jouit du privilége exclusif d'exister successivement au sein de deux atmosphères distinctes, à savoir: au sein d'une atmosphère aqueuse ou la mer, celle-ci lui est spéciale; puis au sein d'une atmosphère gazeuse ou l'air, celle-là lui est commune avec les autres miasmes.

VIII. Il faut réfléchir ensuite que le miasme marin existant de toute nécessité dans l'eau de mer avant de se trouver contenu dans les couches atmosphériques ambiantes, il suit de là, que le degré de saturation du miasme marin dans l'atmosphère, est, par dessus tout, en rapport avec *l'état de repos ou d'agitation de la mer.*

IX. C'est ainsi qu'on peut établir en règle générale que toutes circonstances de saison, de climat, etc., égales d'ailleurs, au plus l'agitation de la mer est forte, au plus le degré de saturation miasmatique de l'air ambiant est élevé *et vice versâ.*

X. La dernière circonstance que nous venons d'indiquer (l'état de repos ou d'agitation de la mer), survenant à des époques et dans des limites indéterminées, imprime à la manière d'être particulière du miasme marin un caractère d'instabilité qui est tel, qu'on peut dire que cette manière d'être s'éloigne à la fois, et de la continuité, et de l'intermittence périodique, pour revêtir un état intermédiaire que nous proposons de nommer *atypique*, c'est-à-dire manière d'ètre dépourvue d'allure uniforme et régulière, ou autrement dit, régulièrement irrégulière.

XI. Au point de vue des effets qu'ils exercent sur l'organisme vivant, les miasmes urbain, palustre et marin, en raison d'abord de leur nature intime, que nous avons dit, *prop.* III, être la même, présentent pour caractère fondamental commun : celui d'enrayer les sources de la vie ; résultat que nous avons exprimé § 24 ; par les mots : de lésion, ou mieux, d'*intoxication de l'influx nerveux cérébro-spinal.*

XII. Outre l'intoxication de l'influx nerveux, propriété que nous venons de dire être commune aux miasmes, quelle que soit la source d'où ils émanent, chaque variété de miasme imprime à la lésion vitale qu'il produit un caractère spécial en rapport avec la manière d'être particulière qui lui est propre.

XIII. Au miasme urbain, doit être rapporté toutes les intoxications ou fièvres dites *continues ;* celles-ci se distinguent par la continuité de l'appareil symptomatique et des lésions en rapport avec cet appareil ; elles comprennent : depuis la fièvre continue simple, jusqu'à la continue pernicieuse ou *typhus* proprement dit ; en passant par tous les degrés morbides continus intermédiaires.

XIV. Au miasme palustre, appartient toutes les intoxications ou fièvres dites *intermittentes périodiques;* celles-ci sont caractérisées par l'intermittence périodique des symptômes et des lésions ; ces intoxications comprennent : depuis la fièvre intermittente légitime ou simple, jusqu'à l'intermittente pernicieuse, y compris toutes les variétés intermittentes périodiques, intermédiaires.

XV. La lésion de l'influx nerveux, produite par le miasme marin, est, de même, rigoureusement en rapport avec la manière d'être qui est particulière à ce miasme. Or, nous avons vu, *prop.* IX et X, que cette manière d'être se trouve également éloignée de la continuité et de l'intermittence périodique, pour revêtir un état mixte que nous avons appelé manière d'être régulièrement irrégulière ou *atypique.* Il suit de là, que les intoxications en rapport avec une lésion vitale procédant du miasme marin, devront, par leurs caractères de symptômes, de lésions, etc., tenir le milieu entre pareils caractères appartenant à la continuité et à l'intermittence périodique. Nous comprendrons toutes les affections morbides composant cet anneau, sous la désignation d'intoxications ou fièvres *atypiques.*

XVI. Dorénavant, pour nous, les intoxications ou fièvres *atypiques* constitueront un groupe d'affections morbides reconnaissant pour cause prochaine le miasme marin; ces affections, principalement *endémiques sur mer* et en rapport, comme nous venons de le dire, avec la manière d'être particulière du miasme marin, auraient donc pour caractères distinctifs : absence de toute régularité, portant sur l'invasion de la maladie, sa marche, sa terminaison; le nombre des lésions, leur nature et leur siége; l'époque saisonnière et jusqu'aux lieux qui signalent l'apparition de la maladie, etc. C'est ainsi que ces affections, dans le même temps, sur des sujets différents, et, parfois, sur le même sujet, seront tantôt continues, tantôt intermittentes avec ou sans périodicité, tantôt rémittentes, etc.; que leur durée n'aura rien de fixe, pas plus que l'ordre, la succession et le nombre des symptômes; que les lésions organiques, en rapport avec elles, tiendront à la fois de la congestion inflammatoire propre aux affections continues, et de la congestion apoplectique inhérente aux affections intermittentes; qu'on pourra les observer dans toutes les saisons indistinctement, et souvent dans les climats les plus opposés; dans les lieux, le plus habituellement infectés par elles, comme aussi dans les contrées les plus distantes de ces mêmes lieux (pourvu, toutefois, que ces dernières contrées soient dans un certain rapport de proximité ou de facile communication avec *la mer* ou avec une *côte maritime infectée*).

Enumérer ces caractères, c'est énoncer les traits distinctifs des fièvres dites *bilieuses* des contrées chaudes, de la *fièvre jaune*, de la *peste* et en particulier, du *choléra*.

XVII. Dans un endroit de ce livre, § 19, à propos de l'état de salubrité de la mer, nous avons déjà parlé des affections ci-dessus dont nous formons maintenant le groupe des intoxications atypiques; ces affections, disions-nous, ont pour caractères: « de revêtir des symptômes
» qui, bien que participant à la fois et de la
» fièvre continue, et de la fièvre intermittente,
» s'éloignent également de l'un et de l'autre de
» ces types, auxquels elles servent comme de
» transition, d'éclater en l'absence de tout foyer
» marécageux proche ou lointain, de suivre très-
» exactement le contour des littoraux sans jamais
» pénétrer très avant dans les terres, de sévir
» principalement dans les ports, les villes du
» littoral des Etat-Unis, de l'Espagne, de l'Italie,
» de l'Inde; les bords du Danube et de la mer
» Noire, à bord des navires qui fréquentent
» ces parages ou y séjournent. »

XVIII. En rapprochant les caractères que nous

venons de rappeler, et qui sont fournis par l'observation directe, des caractères présentés par nous, *prop.* XVI, et pressentis sur la seule considération de la manière d'être particulière du miasme marin, il est remarquable de constater combien ces caractères coïncident les uns avec les autres, et se complètent les uns par les autres. Ici, on peut le dire avec assurance, la pratique et la théorie se donnent mutuellement la main.

XIX. Une dernière remarque, concernant les intoxications atypiques, mérite de nous arrêter spécialement, à cause de son importance et de sa signification à l'égard de l'origine de la cause miasmatique qui donne naissance à ces affections. Tout-à-l'heure, *prop.* XVI, nous exprimions que les intoxications atypiques pouvaient être observées dans toutes les saisons et tous les climats indistinctement. C'est qu'en effet, bien qu'il soit vrai que les circonstances de saison, de climat, de température, etc., aient une influence majeure sur le développement *initial* des affections dont il s'agit, il est incontestable néanmoins qu'une fois ces affections développées, les mêmes circonstances ne sauraient, à elles seules, ni enrayer leur cours, ni régler surtout ce qui se rapporte aux *recrudescences irrégulières* par lesquelles passent ces affections, depuis l'instant de leur invasion jusqu'à celui de leur disparition définitive. C'est là, au surplus, ce que vient de nous démontrer de la manière la plus évidente la dernière épidémie cholérique que nous venons de traverser.

XX. Deux circonstances principales (par l'atténuation et la destruction qu'elles exercent sur le miasme marin cause prochaine des intoxications atypiques), concourent efficacement à mettre un terme à la durée de ces affections; ces deux circonstances sont : 1° la dissémination du miasme sur une plus large surface terrestre; 2° la multiplicité des malades.

XXI. Quant aux *recrudescences irrégulières* qui marquent, d'une manière si constante, le cours des intoxications atypiques, ce sont elles, en particulier, qui décèlent l'origine marine de la cause prochaine de ces affections; ces recrudescences, en effet, que ne sauraient expliquer, nous l'avons dit, les circonstances de saison, de climat, de température, etc.; l'état tranquille, agité ou bouleversé de l'atmosphère voisine de la mer, et, par suite, l'*état tranquille*, *agité ou bouleversé de la mer elle-même!* en rend un compte aussi satisfaisant que naturel, aussi aisé à prévoir que facile à vérifier.

Nous ne multiplierons pas davantage ces propositions générales; celles que nous venons d'énoncer suffisent dès-à présent pour atteindre le but que nous nous sommes accessoirement imposé et qui est : la détermination des principaux genres de miasmes et des principaux groupes d'affections morbides en rapport avec chacun d'eux.

Les propositions qui précèdent tendent à établir, en effet, que trois ordres de miasmes président à l'évolution des affections de cause toxique dont l'ensemble constitue la grande famille des intoxications : *A*. le miasme urbain, à manière d'être essentiellement continue, produisant le groupe des intoxications dites continues; *B*. le miasme palustre, à manière d'être essentiellement intermittente périodique, produisant celui des intoxications dites intermittentes périodiques; *C*. enfin, le miasme marin, à manière d'être essentiellement atypique, produisant le groupe des intoxications que nous avons nommées atypiques.

L'inspection la plus superficielle des caractères généraux propres au mal de mer permet d'affirmer tout d'abord que ce mal ne saurait dépendre étiologiquement, ni du miasme générateur des affections continues, ni de celui qui engendre les affections intermittentes périodiques. Ce n'est pas que le mal de mer ne puisse, en aucun cas, revêtir le type franchement périodique; nous verrons au contraire (*V.* § 28) que, dans certaines circonstances données, rares d'ailleurs, ce mal peut affubler cette forme; mais ce n'est là qu'une exception, exception qui, loin d'engager à rapprocher le mal de mer des intoxications précédentes, conduirait bien plutôt à le réunir aux intoxications atypiques, puisque, conformément à la règle que nous avons posée, *prop.* XVI, à l'égard des affections causées par le miasme marin, celles-ci n'ont aucun type qui leur soit propre, et revêtent au contraire les types les plus divers et les plus opposés.

Indépendamment de ce premier trait de parenté, le mal de mer en offre d'autres plus caractéristiques encore, et qui achèvent de le ranger tout-à-fait parmi les intoxications atypiques, ce sont : *primo*, la faculté qu'a ce mal, d'éclater en toute saison, et, pour ainsi dire, à tout instant du jour et de la nuit; *secundo*, de sévir particulièrement sur mer, comme aussi à terre, pourvu que celle-ci soit contiguë à la mer, ou en communication facile avec elle (les faits sur lesquels reposent cette dernière assertion, relative au mal de mer terrestre, seront fournis et discutés plus loin (*V.* § 28); *tertio*, enfin, et surtout, de procéder par recrudescences irrégulières indépendantes de toute circonstance, autre que celle de l'état tranquille, agité ou bouleversé de la mer.

Tels sont, à l'étiologie, les principaux traits de ressemblance que le mal de mer possède avec les intoxications atypiques. On voit que ceux-ci sont suffisamment nombreux et concluants.

Du côté des symptômes, il nous sera facile de trouver entre le mal de mer et les intoxications atypiques d'autres traits de parenté non moins caractéristiques.

L'apparition du mal de mer, sa disparition, comme son retour, n'ont rien de fixe; la marche de ce mal n'a rien de régulier, et nous avons déjà dit, qu'à l'instar des intoxications atypiques, ce mal ne comportait aucun type qui lui fût spécialement propre.

A l'expression générale du mal de mer, les traits les plus caractéristiques sont fournis par la circulation, la calorification et la nutrition, lesquelles accusent une atteinte profonde portée à leur jeu fonctionnel : ainsi, le pouls est déprimé, petit et misérable ; la peau frissonne et acquiert une teinte livide ; l'embonpoint disparaît avec rapidité pour faire place à des chairs collées au squelette.

A l'expression générale, propre aux intoxications atypiques, (choléra, peste, etc), ce sont particulièrement aussi les mêmes fonctions qui traduisent les mêmes désordres, sauf des variantes en plus ou en moins.

Dans les intoxications atypiques, la localisation des phénomènes morbides se concentre spécialement sur les viscères abdominaux qui manifestent d'ordinaire une perturbation considérable ; de là, des vomissements énormes, tour à tour muqueux, bilieux ou d'aspect insolite ; de là des selles de même nature, etc.

Dans le mal de mer, ce sont aussi les viscères abdominaux et, notamment, l'estomac et le foie, sur qui retentit le plus violemment l'effort de la lutte. Seulement, comme dans ce dernier cas, l'action toxique est infiniment moins grave, la perturbation fonctionnelle desdits organes, quoique portée à un degré parfois assez haut, n'atteint jamais les proportions exagérées, ni la gravité qu'on observe dans les intoxications atypiques telles que le choléra, la fièvre jaune et certaines rémittentes bilieuses.

Il est surtout extrêmement remarquable que le plus caractéristique de tous les symptômes de perturbation, accusés par le tube digestif, dans les intoxications atypiques, à savoir : le *vomissement*, soit précisément celui, et, pour ainsi dire, le seul qui se montre avec ténacité dans le mal de mer et qui, surtout, augmente d'autant plus en intensité et fréquence, que le mal de mer et, par conséquent, la cause morbifère, devient elle-même plus violente et plus active !

Au moment de clore cet examen comparatif des traits généraux communs au mal de mer et aux intoxications atypiques, nous appellerons l'attention du lecteur sur une particularité fort intéressante à noter, à savoir : l'existence du vomissement, comme symptôme dominant du mal de mer confirmé, et l'effet éminemment *émétique* inhérent à l'eau de mer ingérée à l'intérieur !

N'est-il pas pour le moins surprenant que tous ceux qui se sont occupés de l'emploi thérapeutique de l'eau de mer, n'aient vu, entre les effets émétiques de cette eau, prise à l'intérieur, et pareils effets développés par la seule inspiration un peu prolongée d'un air maritime, n'aient vu, dis-je, autre chose qu'une simple coïncidence, et non point ce qu'il y avait réellement; c'est-à-dire la répétition des mêmes effets, produits par une même cause agissant au sein d'un liquide dans un cas, et au sein de l'air atmosphérique dans l'autre?

Que dirait-on de celui qui voudrait établir une différence essentielle entre les effets toxiques produits par le chlore gazeux, par exemple, ou par le chlore liquide?

C'est là cependant la distinction puérile qu'ont établie et qu'établissent encore tous les jours ceux qui voient dans le mal de mer autre chose que l'effet d'une cause délétère agissant en vertu de sa légèreté spécifique, hors de la mer, comme elle agirait, contenue au sein du liquide marin.

Mais s'il est vrai que le symptôme vomissement soit le trait caractéristique de l'empoisonnement par le miasme marin agissant, contenu dans la mer et hors de la mer, on comprend tout aussitôt quelle indication précieuse découle de ce signe, eu égard à la détermination de l'origine de la cause miasmatique qui produit soit le mal de mer, soit les intoxications atypiques, telles que le choléra, par exemple, affections dans lesquelles le symptôme vomissement comporte une ténacité toujours si grande, et déploie une intensité parfois si extraordinaire !

En résumé : d'une part, il ressort des propositions accessoires précédentes, qu'il existe un groupe d'affections (intoxications *atypiques*), reconnaissant pour cause prochaine un miasme originaire du milieu marin; d'autre part, il ressort de l'examen comparatif auquel nous venons de nous livrer, que le mal de mer présente dans ses caractères généraux (étiologie et symptômes) la plus grande analogie avec les intoxications atypiques; concluons donc, et c'est là le but de la présente proposition, que le mal de mer peut être rangé parmi ces dernières, c'est-à-dire parmi les intoxications de source marine.

---

§ 26. La dénomination, mal de mer, est à rejeter comme trop défectueuse ; on pourrait convenablement la remplacer par celle : intoxication marine vertigineuse ou simplement vertige marin.

Si l'on se place au point de vue particulier de la cause miasmatique de l'affection marine, il devient tout de suite évident que la dénomination usitée, *Mal de mer*, est par trop défectueuse pour pouvoir être seulement tolérée; cette dénomination pouvant s'entendre indifféremment de tout état morbide marin, de cause miasmatique ou autre.

La dénomination que nous proposons : *intoxication marine vertigineuse*, si elle n'était pas aussi longue, conviendrait infiniment mieux, puisqu'elle rappelle les deux circonstances capitales de l'affection marine; d'abord, la nature toxique de sa cause prochaine; ensuite le résultat primitif et constant de l'action de cette cause sur l'influx nerveux encéphalique, action qui, dans l'espèce, se traduit par le vertige.

Par contre, l'autre dénomination que nous proposons également, *Vertige marin*, et qui est beaucoup plus courte, perd en précision ce qu'elle gagne en briéveté; puisque le mot *marin* qui, ici, ne doit être pris qu'adjectivement et servir à rappeler l'idée de la source du miasme, cause du vertige, offre l'inconvénient de prêter à l'équivoque et de pouvoir s'entendre des marins eux-mêmes.

Afin de lever toutes ces imperfections de langage, nous eussions peut-être bien pu, remuant dans les étymologies grecques ou latines, réussir à accoupler, pour le cas présent, quelques syllabes plus ou moins discordantes.

Toutefois, il est sûr qu'une telle prétention nous touche fort peu; c'est pourquoi nous maintiendrons la dénomination, Vertige marin, jusqu'à rencontre de meilleure (1).

(1) On pourrait dire encore : *Vertige toxique marin.*

§ 27. Le Vertige marin (Mal de mer) est endémique sur mer où son intensité, toutes choses égales d'ailleurs, est d'autant plus grande que l'agiation des eaux est plus forte.

Dire que le Vertige marin (Mal de mer) est endémique sur mer, c'est exprimer que ce mal est le produit exclusif des surfaces marines, au même titre que les fièvres intermittentes paludéennes sont spéciales aux contrées palustres, que les fièvres continues, typhoïdes et autres, appartiennent en propre aux contrées urbaines, etc. Il suit de là que l'affection nommée, Mal de mer, et qui reconnaît pour cause prochaine un miasme marin, serait tout aussi impuissante à se développer en l'absence de ce miasme, que l'affection intermittente paludéenne à naître en dehors de la sphère d'action du miasme palustre, et ainsi des autres.

Ceci montre combien est peu fondée l'opinion de ceux qui se croient en droit d'assimiler de tout point au Mal de mer proprement dit, tous les états vertigineux qui éclatent en terre ferme (non voisine de la mer), à l'occasion, soit de la voiture, soit de la balançoire, soit enfin de tout autre mouvement imprimé au tronc, celui-ci étant tenu au repos relatif, et cela, parce que, dans tous ces cas, le vertige, les nausées, les vomissements mêmes, s'en trouvent être les phénomènes dominants.

Nous avons déjà (*V.* § 1, 2 et 3) amplement réfuté l'assimilation dont il s'agit, nous n'y reviendrons pas.

A propos des fièvres intermittentes que nous citions tout-à-l'heure, ne rencontre-t-on pas tous les jours, au sein des contrées les plus complètement exemptes de l'influence palustre, nombre d'affections franchement intermittentes survenues à l'occasion de causes qui n'ont de commun, avec le miasme paludéen, que l'intermittence? Eh bien! pour cela, est-il jamais entré dans l'esprit de personne, que les affections dont nous parlons fussent identiques aux intoxications paludéennes?

Ce que nous disons, ici, des intoxications paludéennes, à propos de certaines affections qui leur ressemblent, à la nature de leur cause près; on peut, avec non moins de raison, l'appliquer au Mal de mer, à l'égard des états vertigineux ci-dessus, états vertigineux qui possèdent, eux aussi, la plupart des caractères de l'affection marine, moins, toutefois les plus importants; ceux tirés de la cause prochaine.

Pour ce qui est de la seconde partie de la proposition actuelle, où il est dit : que le Vertige marin, toutes choses égales d'ailleurs, est d'autant plus intense que l'agitation des eaux est plus forte; nous renvoyons, à ce sujet, au chapitre *Etiologie*, § 22, qui en traite assez longuement.

---

§ 28. Le Vertige marin (Mal de mer) éclate en terre ferme dans les localités voisines de la mer, et en communication plus ou moins directe avec l'atmosphère marine.

Certains faits passent inaperçus ou n'éveillent que faiblement l'attention et de loin en loin, tant que leur origine reste inconnue et que leurs conditions d'existence sont imparfaitement étudiées.

Du moment qu'en les rattachant à d'autres phénomènes analogues mieux analysés, il est possible de leur assigner une origine commune, ces mêmes faits, jusqu'ici inconnus ou rares, deviennent familiers et fréquents ; on dirait en outre qu'ils se multiplient, ce qui n'est que le résultat d'une observation mieux éclairée et plus assidue.

Ces réflexions se rapportent aux cas de Mal de mer, qui éclatent en terre ferme.

Ces cas, pour l'immense majorité des observateurs, sont aujourd'hui complètement inconnus; il y a plus, et nous en sommes persuadé à l'avance, nombre de gens, au simple énoncé de notre proposition, la repousseront d'une manière formelle.

Le Mal de mer à terre! diront-ils?

Poûr le coup, c'est par trop fort!

A l'égard de beaucoup d'autres personnes, les cas de Mal de mer dont nous parlons auront sans doute été aperçus plus d'une fois; mais soit que, dans leur esprit, elles les aient confondus avec d'autres phénomènes plus ou moins analogues, quoique différents; soit que, partant d'idées préconçues, elles se soient refusées à les reconnaître pour ce qu'ils étaient en réalité, toujours est-il que ces cas, indices d'une voie nouvelle à parcourir, sont demeurés isolés, incompris et partant stériles.

Lorsque, d'accord sur l'existence d'un miasme marin, cause essentielle du Mal de mer, il aura été bien reconnu que les cas d'intoxications se produisant dans les conditions que nous allons spécifier plus loin, ne sont en réalité que des cas de mal de mer, ne différant du Mal de mer ordinaire que par la circonstance particulière du lieu où ils éclatent (terre ferme) ; nous avons la ferme conviction que les exemples de Mal de mer, à terre, deviendront aussitôt familiers à tout le monde et de fréquence relative beaucoup plus grande.

Et d'abord, quelles sont les conditions suivant lesquelles se produisent, à terre, les cas de Vertige marin ?

Il va sans dire que la première de toutes, est la proximité de la mer.

Quant à l'influence générale, bonne ou mauvaise, qui émane du voisinage de la mer, nous avons déjà, à cet égard (*V.* §§ 18 et 19), longuement motivé notre opinion.

Pour ce qui est du fait actuel, nous dirons qu'il serait au moins bien singulier, tandis que le voisinage des marais développe les intoxications qu'on s'accorde à lui attribuer, que la proximité de la mer, cet autre milieu particulier, à miasme non moins puissant, si nous en référons à § 25, et dans tous les cas assez actif pour engendrer le Mal de mer, fût absolument sans effet sur les points de la côte topographiquement disposés à subir son influence ?

Nous concevons, à la rigueur, que, pendant le calme, l'influence marine, quoique toujours fort distincte, très près du rivage (1), ne soit pas excessivement prononcée au loin, l'atmosphère terrestre venant continuellement mitiger et affaiblir cette influence. Mais qu'on y joigne l'intervention des quelques autres circonstances qui nous restent à examiner, et l'exercice de l'influence toxique marine ne sera pas plus difficile à comprendre à terre que sur mer, et les exemples de vertige marin, éclatant à terre, ne seront plus que des faits parfaitement normaux, et d'autant plus confirmatifs de la réalité de l'influence toxique marine que, fort souvent, ainsi que nous le verrons plus loin, la

---

(1) Nous disons que, même en temps de calme, l'influence de la mer est *toujours fort distincte très près du rivage?*

Ceci est confirmé par l'observation de tous les jours qui montre nombre d'individus pour qui l'approche seule des bords de la mer est en tout temps l'occasion de nausées et de tournoiements de tête plus ou moins fatigants.

En outre, combien de fois, à Alger, n'avons-nous pas constaté, sur nous-même et sur d'autres, que l'occupation de ramasser des coquillages le long de la grève et tout près des flots, était suivi, au bout de peu d'heures, quelquefois beaucoup plutôt (surtout avec une mer forte), de l'invasion des phénomènes caractéristiques de l'affection marine, à commencer par le vertige, les nausées, et même jusqu'aux vomissements!

production de ces faits serait incompréhensible sans l'admission du concours obligé de ladite influence.

L'observation attentive des faits apprend que l'influence du voisinage de la mer est ici de deux sortes : *A.* Influence indirecte ou infection marine à distance ; *B.* Influence directe ou infection marine à proximité.

A. Influence indirecte ou infection marine à distance.

Celle-ci est démontrée, par les cas de Vertige marin qui se développent en des points de la côte relativement fort éloignés de la mer, et, sans communication directe avec elle, points où il est évident que l'influence marine ne saurait arriver en ligne droite à cause des obstacles naturels ou autres à franchir.

Pour l'apparition du Mal de mer en semblables lieux, certaines conditions sont de toute nécessité ; c'est que, par l'intermédiaire de circonstances météorologiques fort peu connues jusqu'ici, le miasme marin, préalablement englobé et retenu au sein d'une atmosphère marine brumeuse, puisse être charrié et transporté à des distances plus ou moins considérables et élevées, et, de là, redescendre ensuite sur le sol.

A titre de vérification immédiate de la possibilité des conditions qui viennent d'être énoncées, nous n'avons qu'à renvoyer à la description des onze premiers cas d'intoxications consignés dans la relation en tête de ce travail (*voir* PRÉLIMINAIRES), intoxications qui ne sont, suivant nous, qu'un exemple très remarquable de la variété d'infection marine dont il vient d'être question.

Dans cette relation, en effet, les onze premiers cas d'intoxications qu'elle décrit, furent observés par nous, éclatant çà et là dans la ville, aussi bien dans les parties hautes que basses, et au sein d'habitations avec ou sans communication directe avec l'atmosphère de la mer.

D'autre part, tous ces cas coïncidèrent très exactement (*voir loc. cit.*) avec l'arrivée de brouillards épais et fétides, s'abattant sur la ville, et disparurent avec eux.

Qu'on établisse maintenant une comparaison entre les symptômes présentés par ces cas (bien évidemment de cause miasmatique, témoin l'issue favorable du traitement institué à leur occasion), et les symptômes offerts par le Mal de mer ordinaire, tel qu'il se trouve décrit dans ce travail §§ 4, 5, 6 et *sq*, et l'on pourra se convaincre que, sauf la circonstance du lieu de leur développement, ces cas n'offrirent pas avec ce mal la plus légère différence.

Des deux côtés, l'on pourra constater: vertige et tournoiement de tête avec apyrexie; plus tard, nausées, vomissements et sueurs froides; puis défaillances portées quelquefois jusqu'à perte complète de connaissance.

Comme conformité plus grande encore, ajoutez que, chez les onze malades de cette relation *loc. cit.*, l'ensemble symptomatique qui s'y trouve décrit varia d'intensité suivant les sujets, absolument de même que varient les degrés du Mal de mer (*V.* § 6). C'est ainsi que, chez les uns, l'affection réunissait tous les symptômes ci-dessus, élevés à leur plus haute expression; alors que, chez les autres, elle ne consistait qu'en un simple vertige, et, qu'enfin le nombre intermédiaire présentait l'affection à son intensité moyenne. Chez tous aussi (et nous établirons tout-à-l'heure que ce caractère est surtout propre aux intoxications marines, et au Mal de mer en particulier), le vertige fut *permanent*, quoique plus marqué pendant les paroxysmes que pendant leur intervalle.

Quant à la forme particulière présentée par les onze cas (forme intermittente quotidienne), cette forme ne pouvait dépendre, ici, comme en d'autres circonstances analogues que de l'intermittence momentanément quotidienne de la cause; les brouillards, ainsi qu'il est dit *loc. cit.*, disparaissant pendant la période diurne, pour reparaître très exactement à l'approche de la nuit. Cette forme, à elle seule, ne saurait donc constituer un caractère capable d'infirmer en quoi que ce soit l'identité que nous admettons entre ces cas et le Mal de mer ordinaire.

Reste la circonstance insolite du lieu où se développèrent ces onze cas de Mal de mer intermittent?

C'est ici qu'on est bien forcé de soupçonner la part active, essentielle que prirent à ce développement les brouillards marins signalés *loc. cit.*, brouillards marins dont la coïncidence avec l'apparition de ces cas fut d'ailleurs si manifeste.

En effet, à quelle autre influence miasmatique aurait-on pu attribuer le développement des onze cas dont-il s'agit?

A l'influence des miasmes paludéens que déversent si abondamment à Alger, les larges surfaces palustres du voisinage?

A ceci nous opposerons, tout de suite, l'époque de l'année où se développèrent les onze cas en question : mois de *février!*

Cette époque est précisément celle où le refroidissement de la température, joint à l'abondance des pluies, arrêtent ou atténuent considérablement, dans les marais, la fermentation putride; or, pas de fermentation marécageuse, pas de miasmes paludéens, et conséquemment, pas d'intoxication paludéenne d'un genre ou d'un autre (1).

En résumé : d'une part, identité symptomatique complète avec le Mal de mer; d'autre part, impossibilité absolue à l'intervention d'un autre agent miasmatique que celui qui paraissait provenir si manifestement du milieu marin; en voilà assez, ce nous semble, pour établir, à l'aide des cas d'intoxications ci-dessus, la réalité de l'infection marine à distance.

Nous reviendrons, à la fin de la présente proposition, et à propos du *diagnostic* du Vertige marin terrestre, sur cette circonstance si remarquable ayant cours dans les contrées à la fois

---

(1) Cette dernière assertion ne saurait être applicable au miasme de la mer, puisque, la permanence de ce miasme dans l'atmosphère marine, en toute saison, surtout pendant la saison des pluies où son accumulation est considérable § 22, dépose assez que l'intoxication marine, *loc. cit.*, pouvait éclater à l'époque mensuelle ci-dessus.

marécageuses et marines, à savoir : l'existence d'intoxications éclatant dans ces contrées, hors l'époque présumée du développement du miasme palustre.

B. Influence directe, ou infection marine à proximité.

Cette seconde variété d'infection marine est infiniment plus commune que la précédente. Sa fréquence est si grande, qu'elle est constatée, ou peut se constater tous les jours, dans les ports de mer, le long des rivages, des jetées, en un mot, sur tous les points de la côte très rapprochés de la mer, et dépourvus d'obstacles à l'influence toxique de l'atmosphère marine.

Nous venons de dire que l'infection marine directe est constatée tous les jours !

Cette fréquence, bien que très facile à vérifier, n'a pas empêché de méconnaître l'infection dont il s'agit, et cela, tantôt par irréflexion, tantôt par suite d'idées préconçues, d'autres fois, enfin, à cause de cette tendance si commune aux esprits, même les plus sérieux, de toujours chercher, pour l'explication des phénomènes, quels qu'ils soient, la démonstration la plus compliquée, quelquefois la plus absurde, au lieu de celle qui est la plus simple et la plus naturelle.

Combien de gens, après une promenade, ou un séjour un peu prolongé le long des grèves, surtout pendant une mer forte, sont revenus : ceux-ci avec la tête embarrassée et disposée au vertige ; ceux-là avec un vertige marqué ; d'autres avec des défaillances, ou même avec de véritables nausées, etc., qui ne se sont pas seulement demandé d'où pouvait dépendre l'indisposition insolite, forte ou légère, qu'ils éprouvaient, ou qui, s'étant posé cette question, se sont payé de raisons futiles et plus ou moins insoutenables, au lieu d'en accuser tout simplement l'atmosphère spéciale qu'ils venaient de respirer ?

Tout dernièrement, un de nos amis, penseur de mérite, doué d'une prédisposition rare et malheureuse au miasme marin (à en juger par les effets immédiats que produit constamment chez lui, l'approche seule de la mer), m'assurait avec conviction que le Mal de mer reconnaissait pour cause essentielle la circonstance du miroitage des flots venant frapper la rétine. A l'appui de sa théorie, il énonçait le fait suivant : Toutes les fois que la mer moutonne, disait-il, et que je monte sur ma terrasse (la mer baignait le pied de son habitation), il me suffit de regarder les flots pendant quelques secondes pour être saisi aussitôt de nausées intenses !

Par malheur, pour la solidité de cette théorie, les mêmes effets se produisaient encore durant les nuits les plus obscures, pourvu que la mer fût un peu forte.

Le Vertige marin terrestre, développé par le voisinage seul de la mer, s'il est le plus fréquent, n'est pas le plus intense et le plus caractéristique. Tel qu'il se présente, en pareil cas, certains esprits sceptiques pourraient, avec quelque apparence de raison, nier sa véritable nature, nier surtout son identité avec le Mal de mer ordinaire.

Mais il est une autre variété de vertige marin terrestre, également par infection directe, dont nous faisons une sous-variété du premier.

Quant à cette sous-variété, dont le développement a lieu, grâce au concours de quelques autres circonstances accessoires que nous allons faire connaître, celle-ci réunit si complétement les caractères du Mal de mer proprement dit, qu'on ne pourrait, sans prévention intentionnée, lui refuser, avec ce mal, communauté d'origine.

Pour l'intoxication marine de tout-à-l'heure, la proximité de la mer suffisait seule ou à peu près.

Pour l'intoxication marine actuelle, à la proximité de la mer, vient s'ajouter l'action d'un vent de mer soutenu et de force modérée.

Le degré d'influence toxique marine qui résulte ou peut résulter du concours des circonstances qui précèdent, n'a pas besoin d'être longuement expliqué.

Quant à la proximité de la mer, il est évident que, toutes choses égales d'ailleurs, au plus la distance du point de la côte à la mer sera courte, au plus l'infection marine sera puissante, et *vice versâ*.

En temps de calme, cependant, nous l'avons déjà dit, cette circonstance est presque toujours insuffisante, à elle seule, pour produire des effets toxiques bien tranchés. Mais si l'on fait intervenir, chose assez commune, un vent de mer; on comprend tout aussitôt, qu'une telle circonstance adjuvante (dont le rôle est de balayer incessamment les miasmes sur une étendue considérable de surface marine), apporte ceux-ci et les accumule sans cesse en plus ou moins grande quantité au sein de l'atmosphère terrestre placée dans la direction du vent.

Nous venons de dire : en plus ou moins grande quantité; c'est qu'en effet, et le raisonnement l'indique *à priori*, tous les vents de mer ne produisent pas à cet égard un résultat identique.

Indépendamment des conditions de température, de sécheresse, d'humidité, etc., dont l'influence, dans l'espèce, nous est inconnue, il y a les conditions de vitesse et de durée qui doivent surtout entrer en ligne de compte.

Pour ce qui est de ces dernières conditions, nos observations personnelles nous permettent d'établir : que le vent de mer le plus propre à occasionner dans l'atmosphère terrestre une accumulation miasmatique marine capable de déterminer, chez certains sujets (1), des effets toxiques prompts et non douteux, doit n'être, ni trop fort, ni trop faible, et particulièrement soutenu.

Trop faible, le vent de mer n'entraîne qu'une trop petite quantité de miasmes en un temps donné ; trop violent, il les porte et les disperse

(1) Nous disons : sur certains sujets; parce que nous pensons, vu la fréquence comparative moindre des cas de Mal de mer, à terre, que sur mer, quoique en présence des circonstances les plus favorables, nous pensons, dis-je, que, même dans ces circonstances, la saturation atmosphérique du miasme marin est rarement égale à celle de l'atmosphère marine proprement dite; de là, la nécessité, pour ceux chez qui le Mal de mer éclate à terre, d'une prédisposition, en général un peu forte à l'affection marine.

à de trop grandes distances (1) ; enfin, tout en étant de force modérée, il faut encore qu'il soit soutenu ; car cette continuité d'action, rendant permanent le degré de concentration miasmatique convenable, fait que l'influence de ce dernier, sur l'organisme, comporte assez de prolongation pour produire des effets tranchés.

A titre de renseignements confirmatifs, de ce que nous venons d'enseigner, nous ajouterons que les vents de mer, pendant l'existence desquels nous avons observé les cas de Vertige marin terrestre les plus fréquents et les plus intenses, duraient depuis deux à trois jours environ.

Cela posé, il nous reste à présenter des exemples de Vertige marin terrestre développés dans les conditions qui viennent d'être énoncées.

Pour ce faire, nous renvoyons aux PIÈCES JUSTIFICATIVES, *chap.* II, où se trouve consignée avec détails une série d'observations à ce sujet.

Nous allons passer rapidement en revue ces observations.

---

(1) Il faut excepter de ces cas ceux où le vent de mer, tout en étant violent, se trouverait arrêté ou ralenti dans sa course, par quelque obstacle naturel ou artificiel : tels qu'une montagne, une ville, etc. En pareilles circonstances, il est présumable que l'atmosphère ambiante acquerrait en fort peu de temps un haut degré de saturation miasmatique marine.

La première est celle qui porte le n° 2.

Cette observation avait plus d'un titre à être placée la première : d'abord, parce que c'est elle qui devint le point de départ des présentes recherches (*voir* Préliminaires, p. 13) ; ensuite parce que l'exemple de vertige marin terrestre qu'elle concerne, est tellement caractéristique et conforme, en même temps, au Mal de mer que tout le monde connaît, qu'en vérité il était impossible de ne pas être frappé de leur mutuelle ressemblance.

Cette ressemblance ne nous frappa pourtant pas tout d'abord, et nos prescriptions, à nos première et deuxième visites, témoignent assez de l'incertitude où nous avait placé une affection à invasion et à marche aussi singulières.

Ce ne fut qu'à notre troisième visite, la réflexion s'étant faite dans l'intervalle, à propos d'une croisée dont l'ouverture, au dire de la malade, *augmentait chez elle les nausées*, (*voir* Préliminaires, *loc. cit.*) ; ce ne fut qu'à notre troisième visite, disons-nous, que, fixé à peu près sur la cause probable de la maladie, et désireux, au dernier point, de connaître quel serait le résultat de la quinine administrée en pareille occurrence, nous prescrivîmes cette dernière sous forme de pilules

L'amélioration qui suivit cette médication, sans être complète, tout de suite, fut néanmoins tellement subite, et contrastait surtout trop fortement avec l'insuccès des médications de la veille, pour ne pas nous donner entière certitude que nous avions deviné juste.

Dire le contentement que nous causa cette première réussite, serait difficile.

Une mine toute neuve (le milieu miasmatique marin), riche et inexplorée, s'offrait à nous !

Un filon isolé, infime en lui-même, venait de nous en révéler l'existence !

A d'autres, plus experts, l'exploitation du trésor entier ; à nous la petite portion, le fait primitif, le Mal de mer, en un mot.

Dès ce moment, c'est à l'étude de cette dernière affection, poursuivie d'après l'idée que nous venions de nous en faire, que nous dûmes limiter, et que nous avons, en effet, limité nos recherches.

Revenons à notre observation 2.

L'identité symptomatique de ce cas avec le Mal de mer ordinaire, étant suffisamment évidente à simple lecture (*Voir* Pièces justificatives, *loc. cit.*), nous n'insisterons pas davantage sur cette dernière circonstance.

Quant à la part essentielle que prit, à la production de cė cas, l'influence marine voisine, nous ne pensons pas que celle-ci puisse être sérieusement mise en doute, surtout si l'on groupe autour de l'apparition de ce cas l'ensemble des témoignages qui suivent, à savoir : la circonstance du vent de mer constatée par nous de la manière la plus positive (*Voir* PRÉLIMINAIRES, *loc. cit.*); l'odeur de marée apportée par ce vent ; l'augmentation manifeste du mal, suivant que ce vent pénétrait librement ou non dans la pièce occupée par la malade (*V. ibidem*) ; enfin, et surtout, les indispositions analogues que présentèrent simultanément les habitants de la maison voisine, ainsi qu'il est dit au *Supplément* de l'obs. 2.

Obs. 3. L'affection relatée ici n'est pas moins remarquable que la précédente, au point de vue de sa ressemblance frappante avec le Mal de mer ordinaire, ressemblance que le malade établissait spontanément et de simple mémoire.

Ce cas différait, toutefois, du Mal de mer proprement dit, par son type intermittent quotidien nocturne.

Cette circonstance, qui trouvait d'ailleurs sa raison d'être, dans la marche de l'orage maritime durant depuis plusieurs jours, dont l'intensité était surtout extrême la nuit (ainsi qu'il est dit dans l'observation (*loc. cit.*), cette circonstance, disons-nous, eût pu nous conduire à attribuer ce cas d'intoxication à l'influence palustre, si, d'autre part, l'époque de l'année où se passait l'observation (mois de *janvier*), et, de plus, la permanence du vertige dans l'intervalle des paroxysmes, n'eussent été suffisants pour nous signaler à coup sûr l'influence marine.

Ce cas, on le voit, à part la variété de l'influence marine, ici directe, rentre tout-à-fait dans la variété de ceux que nous avons analysés tout-à-l'heure, et dont l'histoire est rapportée dans nos Préliminaires.

Une autre circonstance intéressante, qui appartient à ce cas, est relative à l'efficacité de la médication quinique mise en usage, médication dont l'issue fut d'abord favorable, puis, qui échoua complètement dans la nuit du 13 au 14 où éclata un paroxysme plus fort encore que le précédent.

Cet échec doit être attribué à deux causes : premièrement, à l'insuffisance de la médication employée trop faiblement au début et qui fut même discontinuée le 13 au soir (*V. loc. cit.*) ; ensuite, et particulièrement, à la violence de la mer qui, ainsi que cela est noté avec soin, redoubla pendant ladite nuit.

Quoi qu'il en soit, la même médication, reprise le lendemain, mais avec plus d'énergie, eut bientôt raison de tous ces désordres, en dépit du mauvais état de la mer qui se prolongea encore pendant toute la journée correspondante.

Nous noterons ensuite la nécessité qu'il y eut d'échanger la forme pilulaire que le malade ne pouvait plus tolérer, contre celle du lavement qui ne fut pas moins efficace.

Enfin, et ceci vient, comme dans l'observation précédente, confirmer d'une manière positive l'influence marine invoquée, nous ferons remarquer que la même tempête occasionna des cas de Vertige marin terrestre chez trois autres personnes (*voir obs.* 4), cas qui, bien que moins intenses que les précédents, n'en sont pas moins caractéristiques et suffisamment reconnaissables.

Obs. 5 et 6. Celles-ci terminent la série des faits présentés par nous à l'appui de la proposition actuelle, et concernent deux cas de Vertige marin terrestre développés dans des conditions absolument semblables à celles de l'*obs.* 2.

L'un de ces cas est relatif à un sujet robuste.

L'autre concerne une dame nerveuse, habituellement bien portante.

Chez les deux sujets, l'affection fut suffisamment caractéristique ; d'autre part, la circonstance relative au vent de mer, circonstance analogue des deux côtés, ne saurait laisser subsister le moindre doute sur la part que prit à la production de ces cas, l'influence marine (1) mise en cause.

Nous eussions pu multiplier beaucoup plus ces exemples de Vertige marin terrestre, puisque

---

(1) La constitution miasmatique spéciale de l'atmosphère marine une fois admise, constitution qui, suivant toute apparence, revêt une activité différente suivant les contrées, les climats, les latitudes, les espèces végétales et animales marines, etc., comment s'empêcher d'entrevoir, dans les cas de Vertige marin terrestre de nos pays, survenant par infection, soit directe, soit indirecte, un reflet pâle, mais très fidèle, des intoxications grandioses endémo-épidémiques du littoral des contrées inter-tropicales, intoxications à l'invasion desquelles l'activité particulière du miasme marin de ces contrées, se trouve secondée puissamment, par certains vents de mer familiers à ces contrées, et, en particulier, par les tempêtes formidables qui éclatent dans les mêmes parages !

le nombre de ceux que nous possédons par écrit égale 21 cas, tous analogues à ceux qu'on vient de lire.

Nous n'avons pas cru cette multiplicité nécessaire, parce que, d'une part, la quantité, ici, est inutile, et que la qualité, concernât-elle un fait unique (pourvu que ce fait eût été bien observé), suffirait à établir la réalité du nouvel ordre de phénomènes que nous signalons; et que, d'autre part, une fois la voie ouverte, il est hors de doute qu'avant fort peu de temps et de tous côtés, un nombre imposant d'observations nouvelles viendront confirmer, s'il y a lieu, l'exactitude de celles que nous présentons aujourd'hui.

Avant de quitter cette proposition, il nous a paru opportun d'entrer brièvement dans quelques détails relatifs au *diagnostic* des cas de Mal de mer développés, non en mer, ceux-là sont suffisamment reconnaissables par le fait seul de cette dernière circonstance, mais bien à terre, ceux-ci pouvant être aisément confondus avec des intoxications de source différente.

Pour comprendre la possibilité de cette confusion, il suffit de réfléchir que beaucoup de contrées maritimes récèlent également des surfaces marécageuses plus ou moins considérables ; d'où il résulte que les miasmes marin et palustre existent, ou peuvent exister simultanément dans l'atmosphère de ces contrées.

N'oublions pas, toutefois, qu'à l'inverse du miasme marin, lequel (à part des intermittences irrégulières en plus ou en moins) existe en permanence dans l'atmosphère ambiante ; le miasme palustre, lui, ne saurait y exister en l'absence des influences saisonnières qui président à son développement.

La conséquence de ceci est que, dans les contrées à la fois maritimes et marécageuses, les miasmes marin et palustre n'existent véritablement ensemble qu'à une certaine époque de l'année, dite saison des fièvres ; passé cette époque, où le miasme palustre fait défaut ou à peu près, il est clair qu'alors, si dans ces contrées des intoxications éclatent en plus ou moins grand nombre, celles-ci ne peuvent raisonnablement être rapportées à ce dernier miasme.

Ces réflexions nous conduisent à diviser en deux catégories les cas de Vertige marin terrestre, eu égard à leur diagnostic ; *a.* Cas de Vertige marin terrestre développés en dehors de la saison dite des fièvres ; *b*. Cas de Vertige marin terrestre développés pendant la saison des fièvres.

a. Quant au diagnostic des cas de la première catégorie, nous croyons que la circonstance seule de l'époque de leur apparition, jointe d'ailleurs aux symptômes caractéristiques du Mal de mer, que nous donnerons plus loin, suffira toujours à les faire reconnaître avec certitude.

Ces cas ne nous arrêteront donc pas plus longuement.

b. Les cas de Vertige marin terrestre développés pendant la saison des fièvres, sans être aussi faciles à distinguer que les précédents, ne sauraient néanmoins présenter de difficultés sérieuses au diagnostic, si l'on a bien présent à l'esprit les caractères généraux de l'affection marine, caractères tirés par conséquent, non pas seulement de l'appareil symptomatique, mais aussi des circonstances toutes spéciales qui président au développement terrestre de cette affection.

Les caractères symptomatiques propres au Mal de mer ont été déjà exposés par nous en plusieurs endroits de ce livre (*V*. §§ 4, 5,

6 et *sq.* et 25) : ce sont, en premier lieu, le vertige, les nausées et les vomissements, et, parfois, les selles diarrhéiques, tous phénomènes apparaissant d'ordinaire d'une manière brusque, insolite, et disparaissant de même (sauf le vertige qui persiste ainsi que nous le dirons tout-à-l'heure), et entraînant, du côté de la circulation générale, un ralentissement et une dépression toute particulière de l'activité circulatoire artérielle.

Ces caractères sont tellement certains à nos yeux, que nous ne craignons pas de dire que, toutes les fois qu'on les verra éclater au sein d'une contrée maritime et en dehors des influences saisonnières favorables au développement du miasme palustre, ils pourront, à eux seuls, servir à asseoir le diagnostic d'un cas de Vertige marin terrestre.

Pendant la durée des influences saisonnières ci-dessus, le diagnostic, fondé seulement sur la présence desdits caractères symptomatiques, quoique encore très voisin de la certitude, serait néanmoins sujet à l'erreur; car il est incontestable que certains cas d'intoxications franchement paludéennes peuvent les présenter.

Nous disons certains cas, parce que, si les

caractères dont il s'agit, sont la règle à l'égard des intoxications marines, ils ne constituent, bien certainement, que l'exception à l'égard des intoxications palustres. En effet, dans les intoxications palustres, celles des pays chauds en particulier, s'il est assez fréquent de voir le vertige, les nausées, les vomissements et les selles diarrhéïques, se placer au premier rang du cortége symptomatique, il l'est beaucoup moins de voir ces mêmes phénomènes s'accompagner de la modification circulatoire artérielle signalée plus haut, excepté pendant le premier stade, dit de froid, lequel, pour les intoxications palustres bénignes, est, en général, assez court.

Le ralentissement et la dépression de l'activité circulatoire artérielle n'existent, avec quelque persistance, dans les intoxications palustres, que lorsque celles-ci revêtent le caractère pernicieux, exemple: les fièvres *algides*; mais, même dans ces cas, la diminution circulatoire artérielle est loin de maintenir un caractère de permanence véritable, et alterne beaucoup plutôt, à courts intervalles, avec des états circulatoires tout opposés.

Une autre différence à noter, celle-ci est importante, est fournie par le vertige, qui, bien que symptôme commun aux affections palustres et marines, n'est jamais plus marqué, et, surtout, plus *permanent*, que dans les intoxications de source marine.

La permanence du vertige a été mentionnée par nous (*V.* § 9) à propos du Mal de mer proprement dit; nous avons alors insisté à dessein sur ce caractère, parce qu'il appartient également aux cas de Mal de mer terrestre, ainsi qu'on a pu s'en convaincre en lisant attentivement les observations précédemment mentionnées.

Ajoutons que, lorsque les cas de Vertige marin terrestre revêtent le type franchement intermittent périodique (*V.* obs. 3 et Préliminaires), le signe tiré de la permanence du vertige devient d'autant plus précieux, qu'il se trouve, pour ainsi dire, être le *seul* qui puisse servir à faire distinguer sûrement ces affections de celles qui leur ressemblent, quoique reconnaissant pour cause un miasme différent.

Ainsi, en résumé: vertige permanent, ralentissement et dépression de l'activité circulatoire artérielle passés à l'état de permanence; tels sont les caractères qui, suivant qu'ils seront ou non prédominants dans l'ensemble symptomatique, pourront servir à affirmer ou à nier l'origine marine de l'affection observée.

Quelque tranchés que soient les caractères qui précèdent, il importe, en outre, pendant la durée des influences saisonnières dont nous avons parlé plus haut, de ne pas omettre de s'étayer des autres caractères fournis par l'examen des circonstances toutes spéciales qui président au développement des cas de Mal de mer terrestre : ainsi, ce sera la présence d'un brouillard ou d'une atmosphère brumeuse, émanant l'un et l'autre de la mer, s'il s'agit d'un cas de Vertige marin par infection à distance; s'il s'agit, au contraire, d'un cas de Vertige marin par infection à proximité, ce sera l'apparition d'un orage maritime se produisant dans des proportions inaccoutumées, ou encore, la présence d'un vent de mer soufflant avec une persistance insolite, etc. Nous nous sommes suffisamment appesanti, il n'y a qu'un instant, sur la teneur de toutes ces circonstances, et sur la part d'action qui leur revenait dans la production des cas de Vertige marin terrestre. Nous n'ajouterons rien de plus ici, sinon que la constatation d'une ou de plusieurs de ces circonstances, chaque fois qu'elle pourra être obtenue en présence d'un ensemble symptomatique tel que celui que nous avons décrit il n'y a qu'un instant, imprimera au diagnostic le dernier degré de certitude en faveur de la source marine de l'affection, celle-ci apparût-elle au plus fort du règne des influences saisonnières favorables au miasme palustre.

Nous avons terminé ce que nous avions à dire touchant le diagnostic du Vertige marin terrestre.

Maintenant, et n'étaient les bornes de cet ouvrage, nous pourrions de beaucoup allonger ce chapitre; car il nous resterait à faire voir que l'influence de l'atmosphère marine, même dans nos contrées tempérées chaudes (1), ne se borne pas à beaucoup près à la seule production des cas de Vertige marin terrestre.

A défaut des développements étendus que nécessiteraient la démonstration d'une thèse de cette importance, nous nous contenterons d'exposer les quelques considérations qui suivent, et cela, uniquement pour remplir la promesse que nous avons faite plus haut de revenir sommairement sur une circonstance fort remarquable présentée par les contrées à la fois marécageuses et marines, à savoir : l'existence d'intoxications éclatant dans ces contrées, hors l'époque

(1) Nous écrivons à Alger.

présumée du développement du miasme palustre.

Et d'abord, quant à la réalité de cette circonstance, cette réalité ne saurait faire l'ombre d'un doute, pour quiconque a pratiqué dans les contrées marécageuses et voisines, en même temps, d'un milieu marin.

Si nous prenons pour exemple la ville d'Alger qui a servi de champ à nos observations en ce genre, nous dirons que, dans cette dernière localité, les nombreux cas d'intoxications que nous y avons traités pendant le cours de notre pratique en ce pays, qui n'a pas été moindre de quatre années, se présentaient indistinctement pendant tout le cours de l'année, à cela près, que l'époque comprise entre les mois de juin et d'octobre en offraient habituellement de plus nombreux et de plus intenses.

Hâtons-nous d'ajouter, qu'en parlant d'intoxications observées en dehors de l'époque ci-dessus, dite saison des fièvres, nous faisons scrupuleusement abstraction de ces états morbides en cours de réminiscence perpétuelle, sortes de reliquats des intoxications palustres, lesquels s'observent à Alger, hors l'époque des fièvres, aussi bien que dans toutes les contrées marécageuses possibles; nous entendons mentionner seulement les cas d'intoxications se produisant de toutes pièces, et éclatant au sein d'organismes vierges de tout état morbide antécédent.

En rapprochant ce résultat de cet autre fait purement théorique, il est vrai, mais sur lequel tous les observateurs s'accordent, à savoir : que l'époque comprise entre les mois de juin et d'octobre est le seul temps pendant lequel les miasmes, que l'influence saisonnière développe au sein des surfaces marécageuses, entrent en activité réelle; en rapprochant ce résultat de cet autre fait, disons-nous, on ne peut disconvenir qu'il n'y ait entre eux contradiction flagrante.

C'est absolument comme si l'on admettait qu'une cause présente ou absente possède un pouvoir d'action permanent, eu égard aux effets qu'elle seule est apte à produire.

Cette contradiction disparaît du moment que, cessant de ne voir qu'une cause unique, là où des effets différents impliquent deux causes distinctes, on spécifie l'existence de ces deux causes, en prenant soin de ne rapporter à chacune d'elles que ce qui lui appartient légitimement.

C'est à cela que conduit, comme on va le voir, la considération des contrées du genre de celles dont Alger fait partie, non plus au point de vue de la possession d'un miasme unique, mais sous celui de deux miasmes d'existence et d'action distinctes.

Etant admis, en effet, que tout milieu marin récèle un miasme d'activité particulière et *sui generis*, capable de déterminer en tout temps un genre d'intoxication tel que le mal de mer par exemple, il n'y a rien dès-lors que de très acceptable que, dans toutes les contrées à la fois marécageuses et marines, deux ordres d'intoxications puissent s'y produire : les unes, en rapport avec le miasme palustre, et n'apparaissant que lors de l'époque de génération de ce dernier miasme, c'est-à-dire depuis juin jusqu'en octobre; les autres, en rapport avec le miasme marin et pouvant se montrer indifféremment pendant cette dernière époque, comme aussi, et plus particulièrement encore, pendant tout le reste de l'année.

Mais ceci admis, rien n'oblige à croire ensuite que le miasme marin, ce procréateur coutumier du mal de mer, en tant que cette dernière affection est, pour ainsi dire, sa manifestation routinière, ne puisse, sous l'influence de circonstances objectives et subjectives, mal définies encore, mais aisées à concevoir, produire d'autres cas d'intoxications plus ou moins différents de l'affection marine proprement dite, bien que conservant avec cette dernière, au point de vue de leurs caractères généraux, une similitude non douteuse.

Nous croyons que c'est de cette façon qu'on peut, sans fausser les faits, expliquer, au sein des contrées à la fois marécageuses et marines, et en l'absence des influences saisonnières productrices du miasme palustre, l'apparition d'affections morbides bien évidemment miasmatiques, quoique complètement étrangères à ce dernier miasme.

A ce propos, et autant pour justifier les assertions qui précèdent que pour mieux faire comprendre notre pensée, qu'il nous soit permis de relater l'histoire abrégée du fait suivant :

Le 16 avril 1848, l'enfant de M. B.... habitant à Alger, tombe brusquement et très gravement malade. Cet enfant, du sexe féminin, venu à terme, est âgé de 14 mois environ, et n'a jamais éprouvé, pendant son allaitement qui dure encore, d'indisposition sérieuse. Sa santé est magnifique ; sa nourrice excellente ; toutes les circonstances d'entourage aussi bonnes qu'il est possible de le désirer. C'est dans ces conditions que, le 16 au soir, survient chez B.... l'indisposition vraiment terrifiante que nous allons raconter.

Ce jour-là, B.... avait teté comme d'habitude et joué avec sa nourrice une bonne partie de la matinée. Sur le soir, seulement, l'enfant manifestait de temps à autre quelques légers signes d'impatience, lorsque, tout-à-coup, il pâlit, ferme les yeux et perd connaissance. Le médecin ordinaire étant absent, on nous fait appeler et nous arrivons aussitôt.

Nous trouvons: décubitus dorsal avec immobilité, peau généralement froide, membres résolus, un peu de moiteur gluante et fraîche couvre le front; la figure est d'un blanc mat et sans expression. En écartant les paupières qui sont closes, nous trouvons l'œil convulsé en haut; par moment, il s'abaisse, et nous pouvons constater que le globe est vitreux et que la conjonctive est recouverte en partie d'une humeur visqueuse; le pouls est imperceptible; les bruits du cœur sont confus; la respiration tellement silencieuse, que, si ce n'étaient de légers mouvements du thorax, on la croirait suspendue.

De temps en temps, comme toutes les dix minutes, des secousses convulsives éclatent dans la région sous-diaphragmatique; ce sont des efforts incomplets de vomissements qui amènent sur le bord des lèvres un peu de lait coagulé, mêlé de mucus et de bile. A cette occasion, l'enfant est pris de mouvements automatiques; on dirait qu'il cherche à se mettre sur son séant; cette agitation dure peu, et il retombe aussitôt dans son immobilité première.

En présence d'un tel état, qui n'était pas nouveau pour nous (1), notre diagnostic fut prompt: il s'agissait d'une fièvre

---

(1) Voir notre travail sur *la fièvre pernicieuse chez les enfants à la mamelle, etc., à Alger*, 1848; broch., in-8°, chez CH. SAVY, libraire à Lyon.

pernicieuse au plus haut degré de sidérance; cela posé, le choix de la médication n'était pas douteux. En conséquence, un traitement énergique, dont les lavements et la pommade au sulfate de quinine faisaient la base, fut institué et commencé à l'instant.

Vers les onze heures de la nuit, notre petite malade avait déjà reçu, indépendamment des autres moyens employés concurremment, deux lavements de cinq décigrammes de sulfate de quinine chaque, donnés à l'intervalle d'une heure l'un de l'autre. Ces lavements avaient été parfaitement gardés; l'état de la malade était toujours le même.

Sur ces entrefaites, arriva le médecin ordinaire de la maison qui, de retour de la campagne, s'était empressé d'accourir.

A la consultation qui suivit cette visite en commun, notre confrère, sans blâmer précisément la médication mise en usage, déclara toutefois et de la manière la plus formelle que, continuer la même médication, serait chose non seulement inutile, mais encore nuisible; car il ne pouvait être question, dans ce cas, d'une affection miasmatique, attendu que *nous n'étions pas dans la saison des fièvres!* A son avis, il s'agissait tout simplement, ici, d'une congestion cérébrale sympathique du travail dentaire, état auquel s'adressait beaucoup plus rationnellement une médication anti-phlogistique et révulsive. Ce fut en vain que nous opposâmes à cette manière de voir et l'état du malade et notre expérience acquise, fortifiée d'ailleurs par plusieurs autres cas semblables que nous avions rencontrés les jours précédents; bref, ce qu'il y eut de plus fâcheux dans tout ceci, c'est que l'autorité de notre confrère prévalut auprès des parents qui, délaissant la seule ancre de salut qui restât, c'est-à-dire la quinine, mirent immédiatement en œuvre les moyens antiphlogistiques et révulsifs proposés, à savoir : sangsues au bras, vésicatoires, lavements purgatifs, etc.

De ce moment, l'issue de la maladie ne pouvait être douteuse à nos yeux; aussi apprîmes-nous, sans surprise, que la mort avait eu lieu le surlendemain dans la nuit, en dépit d'une amélioration faible et passagère survenue durant la journée intercalaire.

Cette observation est intéressante à plus d'un titre. D'abord, au point de vue de la gravité subite de l'affection chez un sujet placé d'ailleurs dans des conditions de santé et d'hygiène véritablement exceptionnelles par leur excellence.

Quant à la terminaison fatale, et quelque rapide qu'elle ait été, nous ne doutons point qu'elle ne fût survenue plus promptement encore sans l'administration des deux lavements de quinine, qui, de toute évidence, ont contribué à retarder, sinon à empêcher cette terminaison. La gravité de la maladie, au début, était telle en effet que la mort, à en juger par maints cas semblables qui ont passé sous nos yeux, devait arriver inévitablement dans le cours de la première nuit.

D'après cela, on se prend à regretter que la médication primitive n'ait pu être continuée avec persévérance (cela soit dit, sans blesser en rien la susceptibilité de notre très honorable confrère, qui, nous nous faisons un devoir de le proclamer hautement, a agi, dans ce cas, suivant sa conviction intime, de même que nous eussions agi à sa place, quoique avec des vues différentes).

Mais la circonstance principale pour laquelle nous avons relaté cette observation, est relative à l'époque de l'année où elle fut faite.

Cette époque, 16 *avril*, est en effet si peu habituelle aux intoxications de cause palustre, qu'elle eût pu nous donner le change, si, déjà, notre expérience toute spéciale dans l'espèce, ne nous eût appris à ne tenir qu'un faible compte de cette circonstance, pour nous attacher uniquement aux caractères tirés des symptômes de la maladie. D'ailleurs, ainsi que nous l'avons dit dans l'observation citée, plusieurs cas absolument pareils, et au nombre de quatre, dont deux situés dans la même rue, et deux dans des rues plus éloignées, s'étaient montrés à nous pendant la première quinzaine du même mois; sur ces quatre cas qui concernaient également des enfants à la mamelle, deux moururent entre 36 et 48 heures; deux survécurent. Chez tous, la médication quinique fut largement mise en usage.

Il ne pouvait donc pas y avoir pour nous le moindre doute sur la nature positivement miasmatique de l'affection, dans l'observation précitée.

A vrai dire, notre confrère, en déclarant qu'il ne pouvait s'agir, dans ce cas, d'une intoxication palustre, attendu que nous n'étions pas dans la saison des fièvres, avait raison sur ce point ; mais nous, de notre côté, en soutenant, sur la seule inspection des symptômes, qu'il s'agissait d'une intoxication pernicieuse, nous avions raison aussi, et la suite ne l'a que trop prouvé.

Mais alors quel pouvait donc être le genre de miasme qui, en l'absence du miasme palustre, avait donné lieu à ce cas et aux autres semblables ?

Nous avouerons franchement qu'à l'époque où ces faits se passaient, nous eussions hésité à dire, à cet égard, notre pensée tout entière.

Aujourd'hui que la réflexion s'est faite et que les nombreux cas recueillis par nous ont pu être réunis et groupés sous une vue d'ensemble, rapprochés enfin de faits plus ou mois analogues et d'origine non moins obscure au premier abord, nous n'hésitons plus de le déclarer : ce cas, tous les autres semblables et beaucoup d'autres encore plus ou moins variés reconnaissaient, pour cause prochaine, l'*action modifiée* (1) *du miasme marin !*

Quelque étrange, au premier abord, que puisse paraître cette déclaration, nous prions ceux d'entre nos collègues dont l'esprit de recherche est plutôt guidé par l'amour du vrai que dévoué aux idées routinières ou systématiques, de vouloir bien l'examiner mûrement et les faits en mains.

(1) Nous disons : action *modifiée*, parce que, à notre sens, l'action ordinaire et courante du miasme marin sur l'organisme, aboutit généralement au Mal de mer, lequel mal est, au miasme marin, ce que sont : la fièvre intermittente simple, au miasme palustre; et la fièvre continue simple, au miasme urbain.

Mais, de même que, sous l'influence de circonstances particulières, le miasme palustre aboutit, dans certains cas, à l'intermittente pernicieuse, et le miasme urbain, à la continue pernicieuse (F. typhoïde). De même aussi, le miasme marin, à son tour, peut, sous les influences séparées ou combinées du climat, des latitudes, des espèces végétales et animales marines, des saisons, des vents, etc., etc., éprouver dans son action des modifications telles, qu'il aboutisse aux intoxications colossales connues sous les noms de : Rémittente bilieuse, de Fièvre jaune, de Peste, de Choléra, etc., y compris, sans aucun doute, les cas d'intoxications pernicieuses sidérantes que nous avons relatés plus haut, lesquels maintiennent avec ces intoxications dernières des points de contact aussi intimes que multipliés.

Oui, nous en avons la conviction intime : l'époque n'est pas éloignée où le *miasme marin*, reconnu dans son existence, prendra la place qui lui est due parmi les corps de même nature que la sienne.

Ce miasme admis et ses moyens d'action nettement déterminés, c'est seulement alors qu'une classification naturelle des individus appartenant à la grande famille des intoxications pourra être tentée, en rapportant à chaque agent procréateur ce qui, dans ce groupe pathologique immense, lui revient comme de raison.

THÉRAPEUTIQUE.

§ 29. La pratique de la mer constitue un traitement naturel du Vertige marin (Mal de mer) ; l'efficacité de ce traitement est préventive, et consiste en une mutation lente mais durable de la prédisposition du sujet.

Le traitement dont il est ici question est aussi ancien que la navigation elle-même ; son efficacité est un fait trop bien établi et trop universellement reconnu, pour qu'il soit nécessaire de l'étayer de preuves pratiques exprès.

Tout le monde sait que la disposition au mal de mer va d'ordinaire en diminuant, non-seulement pendant des traversées successives et un peu rapprochées, mais encore durant le cours d'une même traversée.

Dans le premier cas, les marins sont là, qui témoignent hautement de l'immunité que l'organisme est susceptible d'acquérir, à l'égard du Mal de mer, par la pratique des traversées.

Dans le second cas, un passager, moyennement sujet au Mal de mer, s'il s'embarque pour un voyage de long cours, l'expérience apprend que ce passager, d'abord plus ou moins fatigué pendant les trois, quatre ou huit premiers jours, ne le sera plus que légèrement et de loin en loin les jours qui suivront, puis enfin, finira par être, comme on dit, complètement *amariné.*

Il est, toutefois, certaines restrictions que l'observation attentive des faits conduit à faire admettre par rapport à l'immunité en question.

Ainsi, nombre d'individus sont absolument incapables de s'accoutumer à l'influence marine, c'est-à-dire que, depuis le commencement d'une traversée jusqu'à la fin, que le temps d'ailleurs soit bon ou mauvais et *à fortiori*, dans ce dernier cas, le mal de mer les assiége constamment. Il y a plus, c'est que, parmi ces mêmes individus, il en est un petit nombre pour lesquels la pratique de la mer, loin de diminuer chez eux la disposition au mal, ne fait qu'exagérer encore cette disposition, et cela à tel point que la navigation, pour eux, est chose complètement impraticable et ne saurait être continuée sans un danger réel.

Hâtons-nous de reconnaître que ces derniers cas ne constituent pourtant que l'exception, exception qui n'infirme en aucune manière la règle qui est que : la pratique de la mer diminue en général la disposition au Mal de mer.

Une autre restriction est relative à l'existence de l'immunité, à savoir : que celle-ci, dans tous les cas, même chez ceux où elle a atteint son plus haut degré d'expression, n'est jamais que conditionnelle c'est-à-dire, subordonnée à la pratique de la mer et proportionnée à l'activité de cette pratique.

Tous les jours, en effet, vous entendrez dire aux marins que, lorsqu'ils restent un temps un peu long à terre, la disposition au mal de mer les reprend dès qu'ils remettent le pied sur le navire ; disposition que le retour de la pratique de la mer fait disparaître chez eux de nouveau et très rapidement.

Quoi qu'il en soit, ceci suffit dès-à-présent pour établir que l'exercice de la navigation, en procurant l'immunité à l'influence marine, est réellement un traitement naturel et préventif du mal de mer.

Nous ne pouvons quitter ce sujet sans établir un rapprochement curieux entre l'immunité à l'atmosphère marine, gagnée par la pratique de la mer ; et l'immunité à une atmosphère miasmatique, obtenue par le séjour au sein de ladite atmosphère.

Ce rapprochement est utile, en outre, parce qu'il apporte une preuve de plus en faveur de la constitution supposée miasmatique de la première atmosphère.

Quiconque a habité les contrées miasmatiques, qu'il fût ou non médecin, et à plus forte raison si, possédant cette qualité, il s'est livré dans ces contrées au traitement des malades, a pu se convaincre que les habitants, eu égard à l'immunité à l'influence miasmatique, peuvent être rangés dans deux catégories fort distinctes : *a.* les nouveaux arrivants ; *b.* les habitants proprement dits.

a. Les nouveaux arrivants, dans toutes les contrées miasmatiques, sont, à proprement parler, le champ d'exploitation du génie constitutionnel, en ce sens que c'est sur eux que la constitution exerce son empire d'une façon à la fois plus complète et plus caractéristique.

Au bout d'un temps, variable d'ailleurs, d'épreuves de ce genre, des nouveaux arrivants, les uns succombent ; les autres (le plus petit nombre), sans cesse malades et incapables de guérir, s'éloignent ; le restant demeure et vient grossir le nombre des habitants proprement dits.

b. Quant à ces derniers, que les modifications physiologico-pathologiques ci-dessus ont mis en possession de l'immunité à la constitution mias matique de la contrée, ceux-ci vivent dans cette contrée, à peu de chose près, comme dans une contrée ordinaire, à la condition, toutefois, qu'ils s'y maintiendront et s'en éloigneront le moins possible.

Vienne une circonstance qui les force de séjourner dans une contrée autre, fût-elle même encore miasmatique, et l'immunité de tout-à-l'heure disparaîtra et d'autant plus complètement que l'absence hors de la contrée première aura été plus prolongée.

En présence de ces données, dont personne ne contestera l'exactitude, qui ne voit quel rapprochement il existe à l'immunité ainsi qu'à l'exercice de cette immunité ; entre les constitutions reconnues miasmatiques et le milieu constitué par l'atmosphère marine !

Comme conséquence de ce rapprochement, n'est-il pas vrai que l'existence d'un élément miasmatique, au sein de l'atmosphère marine, est rendue par là d'autant plus probable, sinon tout-à-fait certaine ?

Il nous reste maintenant à compléter le développement de notre proposition, en recherchant de quelle manière l'exercice de la navigation agit, dans l'espèce, pour procurer l'immunité.

A cet égard, et partant de cette donnée vulgaire que l'usage prolongé émousse la sensation, le public a répondu depuis longtemps : que l'exercice de la mer *habitue* à la mer !

Cette explication est profondément vraie.

En effet, lorsque l'exercice prolongé d'une chose a émoussé la sensation, prolongez encore l'exercice? et en dépit de la persistance de l'excitant, la sensation disparaîtra et ne pourra être rappelée que par une intensité plus forte ou une absence un peu prolongée de l'agent excitateur.

Or, cette absence de sensation, prise ici dans un sens général, transportez - la dans le règne pathologique, et vous aurez l'immunité dont il s'agit.

L'immunité à l'influence marine, lorsqu'elle est due à l'exercice de la mer, n'est donc que l'émoussement de l'aptitude ou, autrement dit, de la prédisposition à subir cette influence.

Il est si vrai que l'aptitude ou la prédisposition, dans ce dernier cas, n'est qu'assoupie, mais non éteinte, qu'il suffira, comme ci-dessus, d'un redoublement d'intensité de l'influence marine (ce qui ne manque jamais d'avoir lieu à l'occasion d'une tempête, nous avons dit ailleurs pourquoi § 22) ou d'une cessation momentanée de l'exercice de la mer, pour que le Mal de mer éclate de nouveau.

Mais l'immunité à l'influence marine ou, pour parler d'une manière générale, l'immunité à une influence pathogénique quelconque, n'est-elle que l'émoussement de la prédisposition à subir cette influence et rien de plus?

Nous ne le pensons pas.

Qu'on nous permette, ici, une courte digression devenue nécessaire pour faire comprendre notre pensée.

On pourrait ranger tous les excitants de l'organisme, c'est-à-dire tous les agents susceptibles de produire une sensation ou une modification quelconque dans le corps humain, sous l'une des deux catégories suivantes : *a*. Excitants physiologiques ; *b*. Excitants pathologiques.

a. Les premiers seraient définis : Excitants concourant plus ou moins directement à *l'accomplissement* des fonctions ; *b.*, les seconds : Excitants concourant plus ou moins directement à la *destruction* des fonctions.

Cela posé, qu'on suppose une application exagérée ou trop longtemps continuée de ces deux ordres d'excitants au corps humain, et qu'on apprécie ce qui devra en résulter par rapport à l'action finale des uns et des autres : en se guidant, bien entendu, d'après cette donnée ci-dessus, toute pratique, à savoir : que l'exercice émousse les sensations.

A l'égard des agents du premier ordre, l'exercice de ceux-ci, sur le corps humain, en supposant cet exercice exagéré ou prolongé outre mesure, ne tardera pas d'en affaiblir les effets, ici, *favorables* ; si bien qu'en continuant encore cet exercice, ces effets finiront par être tout-à-fait annihilés.

Dès-lors, avec la cessation de ce qui concourait à un titre quelconque à l'accomplissement des fonctions, il devra s'ensuivre : trouble, au même titre, des fonctions ; en d'autres termes, ce qui était physiologique, sera devenu pathologique, relativement.

Faites un raisonnement analogue à l'égard des agents du second ordre, et vous arriverez à un résultat diamétralement inverse, c'est-à-dire qu'en prolongeant l'exercice de ces agents sur le corps humain, vous en affaiblirez d'abord les effets, ici, *défavorables*, puis vous les supprimerez tout-à-fait.

Dès ce moment, avec la cessation de ce qui concourait, à un titre quelconque à la destruction des fonctions, il s'ensuivra, au même titre, cours régulier des fonctions; en d'autres termes, ce qui était pathologique, sera devenu physiologique, aussi relativement (1).

---

(1) Nous faisons suivre les deux résultats ci-dessus, de l'épithète *relativement*.

C'est qu'en effet, ce serait une erreur que de les accepter dans un sens absolu; l'expérience apprenant que ce qui était primitivement physiologique n'a cessé de l'être que d'une manière apparente et temporaire, mais non réelle et définitive. De même, à l'égard de ce qui était primitivement pathologique.

Cela est si vrai, que rien n'est plus aisé que de rétablir dans leurs rapports primitifs avec l'organisme les excitants dont un usage trop prolongé ou exagéré a altéré les résultats naturels; pour cela, il suffit d'agir à leur égard d'une manière inverse à celle suivie jusqu'alors, c'est-à-dire, qu'il faut cesser ou diminuer l'usage de l'excitant, et bientôt, ce qui paraissait être devenu pathologique redeviendra physiologique et réciproquement.

Si, maintenant, nous considérons que, dans la sorte de conflit qui s'établit (à propos de l'application d'un excitant de qualité bonne ou mauvaise à l'organisme) entre l'excitant et l'organisme, ce dernier est seul modifiable, tandis que le premier ne saurait changer; il s'ensuit qu'on doit reconnaître, dans les exemples qui précèdent, que c'est par suite d'une véritable *transformation* de l'aptitude inhérente à l'organisme d'être excité en bien ou en mal par tel excitant bon ou mauvais, que ce dernier arrive (grâce à l'artifice mentionné plus haut), à fonctionner mal en présence d'un excitant de bonne nature; tout comme il arrive à fonctionner bien en présence d'un excitant de mauvaise nature.

Ceci est suffisant au but que nous nous étions proposé, à savoir : de démontrer qu'en fait d'immunité à une cause pathogénique quelconque, l'obtention de cette immunité ne consiste pas seulement en un émoussement de la prédisposition existante, mais consiste encore et surtout : en une métamorphose réelle de cette prédisposition devenue momentanément *harmonique* à la cause pathogène.

Faisant application de ceci à l'immunité miasmatique en général (dans laquelle nous comprenons, sans aucun doute, l'immunité à l'influence marine), on peut donc dire que l'habitation au sein de toute contrée miasmatique, ajoutez, par analogie, l'exercice de la mer, ont pour résultat commun, par rapport à l'individu menacé, de créer chez cet individu une prédisposition en rapport avec le milieu nouveau, prédisposition désormais en harmonie avec ce milieu, et, conséquemment, physiologique, de pathologique qu'elle était d'abord.

A l'égard de l'immunité marine, en particulier, il est facile de constater, en effet, que, dès que celle-ci est obtenue, les modifications imprimées à la prédisposition première du sujet, tout en plaçant ce dernier à l'abri de l'influence miasmatique marine *qui est demeurée ce qu'elle était auparavant*, ont en même temps développé chez ce sujet une *aptitude des plus favorables* à ladite influence.

La constitution robuste et spéciale qui, d'ordinaire, est l'apanage des marins, est une preuve qui vient suffisamment à l'appui de notre assertion.

Ce dernier fait démontre en outre que, dans ce cas, à défaut d'un changement impossible de la part de la cause pathogénique marine, c'est la prédisposition primitive qui a changé, et qui, pour le répéter encore une fois, de pathologique est devenue physiologique à cette cause.

Nous avons donné le nom de *mutation prédispositionnelle* à cette transformation d'une prédisposition en une autre.

On peut remarquer que cette mutation, ici physiologique, est lente; ce n'est, en effet, que par suite d'un exercice prolongé qu'elle se produit.

En revanche, quand elle est produite, son existence, sans être irrévocablement permanente, est néanmoins durable pendant un temps toujours relativement assez long; durée qui s'explique par la persistance des modifications anatomo-physiologiques nécessaires à l'établissement de la mutation elle-même.

Ces dernières remarques trouveront leur application plus tard.

En attendant, concluons : que l'exercice de la mer est un traitement naturel du Mal de mer; concluons ensuite que l'efficacité de ce traitement est préventive et consiste en une mutation lente, mais durable, de la prédisposition du sujet.

Quelque réelle que soit l'efficacité de l'exercice

de la navigation pour préserver du Mal de mer, il va sans dire que ce traitement est non seulement long, mais encore à la portée seulement du plus petit nombre ; de là, la nécessité d'un moyen d'une application à la fois plus prompte et plus générale ; d'un moyen thérapeutique proprement dit.

§ 30. Le sulfate de quinine est efficace contre le Vertige marin (Mal de mer).

Nous voici arrivé à la partie vraiment pratique de ce travail.

La proposition actuelle énonce un résultat nouveau et capital : l'efficacité du sulfate de quinine contre le Mal de mer !

Un tel résultat ne pouvait être acquis et démontré qu'à l'aide de faits pratiques. Or, les expériences dont les détails sont consignés (PIÈCES JUSTIFICATIVES, *chap.* III) suffiront, nous l'espérons du moins, à le rendre tout-à-fait positif (1).

Avant de nous livrer à l'examen raisonné de ces expériences, et afin qu'il leur soit accordé toute la confiance qu'elles méritent, nous allons

---

(1) Faisons tout de suite remarquer qu'à la rigueur, et en supposant que la production des faits que nous discuterons plus loin eût été omise, notre proposition actuelle, eu égard à l'exactitude du résultat pratique qu'elle énonce, n'en serait pas moins belle et bien démontrée, et cela, à l'aide de la proposition § 28, et des observations relatées par elle. Ces observations, en effet, ne sont, comme on l'a vu, que des cas de Vertige marin terrestre, ne différant du Mal de mer proprement dit, que par la circonstance particulière du lieu où ils ont éclaté. Eh bien! tous ceux de ces cas qui ont été traités, l'ont été avec le sulfate de quinine, et chez tous *(V. loc. cit.)*, la médication quinique a eu un résultat favorable et non douteux.

De ce moment, nous le répétons, la proposition actuelle pourrait donc être considérée comme rigoureusement démontrée.

Toutefois en présence d'une assertion aussi nouvelle que celle de l'efficacité du sulfate de quinine contre le Mal de mer, et en considération surtout des doutes qui pourraient rester dans l'esprit de quelques personnes sur la source véritablement marine du miasme producteur des cas d'intoxication présentés dans la proposition, *loc. cit.*, il était évident que ces cas ne pouvaient suffire; et c'est là ce qui nous a engagé à publier la seconde série d'observations consignées *(V.* PIÈCES JUSTIF. *loc. cit.)*, observations qui, cette fois, ne concerneront que des cas de Mal de mer proprement dit.

d'abord faire connaître dans quel esprit nous les avons instituées.

Deux sortes d'erreurs, également importantes à éviter, menaçaient de nous assaillir au début de nos essais relatifs à l'emploi du sulfate de quinine contre le Mal de mer. La première concernait tour à tour, ou à la fois, le sujet et la mer; la seconde se rapportait au mode de préparation du médicament.

Voyons d'abord l'erreur relative au sujet.

Le Vertige marin (Mal de mer), affection bien que très générale, est loin de conserver, à l'égard d'un nombre assez grand d'individus, une sûreté de reproduction telle que, par cela seul que lesdits individus ont été malades pendant une première traversée, on puisse en inférer que les mêmes sujets seront malades deux, trois, quatre, autant de fois enfin qu'ils répèteront les traversées.

Indépendamment de l'habitude qui, comme nous venons de le dire (*V.* § 29), atténue considérablement la prédisposition au Mal de mer, il est certaines dispositions momentanées de l'économie, certaines circonstances accessoires d'entourage, etc., lesquelles, ainsi que nous l'avons fait voir (§§ 21, 23), entrent, pour une part notable, dans le développement de ce mal, et qui, suivant qu'elles agissent ou non, rendent le Mal de mer présent ou nul.

Dans la classe des individus dont nous parlons, la cause essentielle du Mal de mer (le miasme), agit donc moins directement par elle-même qu'à l'aide et sous le prétexte, pour ainsi dire, des circonstances accessoires.

Si le Mal de mer, pour éclater, procédait constamment de cette façon, on comprend tout aussitôt combien difficile serait l'appréciation exacte de l'action bonne ou mauvaise d'un moyen dirigé contre ce mal; et que de chances d'inexactitudes l'expérimentation aurait à encourir, suivant que les circonstances accessoires et auxiliaires du Mal de mer interviendraient ou feraient défaut!

Heureusement que, pour l'expérimentation, dans l'espèce, il est loin d'en être toujours ainsi du développement du Mal de mer.

Nous avons établi, en effet (*V.* § 2), que, par rapport à la disposition au Mal de mer, les individus pouvaient être classés en trois catégories fort naturelles; *A.*, ceux qui ne sont jamais malades ou qui ne le sont que rarement et pendant un temps fort court, ex : les marins;

B., ceux qui sont malades conditionnellement, c'est-à-dire, avec une mer mauvaise, un balancement fort, une indisposition, etc , et qui, dans le cas contraire, restent bien portants (c'est de ceux-ci dont nous venons de parler, en disant que, pour eux, l'expérimentation thérapeutique ne saurait être absolument probante); *C.* enfin, ceux qui, peu ou beaucoup, sont toujours malades, que la mer soit bonne ou mauvaise, le balancement fort ou nul, etc.

Cette dernière classe qui forme (nous pouvons l'affirmer sans crainte d'être démenti) les trois cinquièmes au moins du nombre total des individus sujets au Mal de mer, surtout parmi les femmes, est, comme on le voit, la plus nombreuse; c'est la seule que l'expérience devait prendre pour terme de comparaison, et c'est elle aussi que nous avons choisie, ainsi qu'on pourra s'en convaincre tout-à-l'heure.

Voyons maintenant l'erreur relative à la mer.

Celle-ci concerne les différents états de la mer, connus sous les noms de : mer bonne, mer mauvaise, etc., tous états qui, sans contredit, entrent pour beaucoup dans l'intensité et la fréquence des cas d'invasion du Mal de mer.

Cette erreur (que nous aurions pu négliger,

puisque, comme nous venons de le dire, nos sujets étaient tous choisis parmi la classe de ceux malades en tout temps), a été évitée par excès de précaution, grâce à la manière dont nous avons varié et disposé nos expériences, ainsi qu'on le verra dans un instant.

Restait l'erreur relative au mode de préparation du médicament.

De toutes les préparations pharmaceutiques du sulfate de quinine, la plus commode à l'usage et au goût, est, à coup sûr, la forme pilulaire.

Il importait toutefois de s'assurer si cette forme est, en même temps, la plus sûre et la plus active? Or, précisément, ici, la pratique répond négativement, et ce résultat nous a contraint (la forme pilulaire étant à peu près la seule dont l'emploi fût convenable dans l'espèce) d'apporter dans la préparation ordinaire des pilules de sulfate de quinine une modification importante.

Tout le monde sait que les pilules de sulfate de quinine, employées communément, sont préparées avec le sel de quinine seul, rendu malléable au moyen d'une très faible portion d'un suc visqueux, tel que sirop, miel, ou d'un extrait inerte quelconque.

C'est là un mode de préparation des plus faciles et que sa simplicité a rendu universel.

Or, ce mode de préparation, assez efficace, pourvu que les pilules fraîchement préparées soient employées sur l'heure, devient fort infidèle du moment que la préparation remonte à quelques jours; elle peut se trouver, même, tout-à-fait inerte, lorsque (ainsi que cela arrive dans les pharmacies d'hôpitaux où la commodité du service exige que les pilules soient confectionnées en grande quantité et d'avance), les pilules préparées remontent à un, deux, trois mois, plus ou moins.

Dans ce dernier cas, en effet, par suite de la dessiccation et du retrait des matières composant la pilule, celle-ci (surtout lorsque son excipient a été du sirop de gomme) acquiert une dureté telle, que le parcours des voies digestives suffit à peine à la dissoudre à la superficie.

C'est là, disons-le en passant, un inconvénient grave de la forme pilulaire actuelle, inconvénient sur lequel on ne porte pas en général assez d'attention dans la pratique ; quant à nous, nous nous sommes maintes fois assuré que tel malade dont la fièvre, traitée par les pilules de sulfate de quinine, résistait indéfiniment au spécifique, rendait par les selles la presque totalité des pilules ingérées, nombre et volume (1).

Il n'est besoin d'ajouter qu'en vue d'expériences à tenter sur la curabilité du Mal de mer par le

---

(1) A ce propos, nous raconterons qu'ayant été appelé, il n'y a pas longtemps (nous sommes censé parler en 1848) à la campagne de la banlieue d'Alger, auprès d'une malade fort gravement compromise, et dont l'affection (fièvre rémittente à forme cérébrale), s'aggravait de plus en plus, en dépit de fortes doses de sulfate de quinine prises en *pilules;* le hasard nous mit entre les mains lesdites pilules, lesquelles se trouvaient émaner de la pharmacie de l'hôpital.

Qu'on juge de notre surprise, lorsque, ayant essayé de broyer une de ces pilules, d'abord entre nos doigts, puis sous une bouteille, puis enfin à l'aide d'un marteau, le tout sans pouvoir réussir autrement qu'à l'aplatir, il nous fut absolument impossible d'en effectuer la dissolution, malgré que nous l'eussions immergée dans du jus de citron pur.

Après de telles manipulations restées infructueuses, il nous parut démontré que l'estomac de la malade ne pouvait faire plus, et que cette impossibilité devait rendre compte de l'insuccès de la médication.

Sur ces entrefaites, la malade mourut, avant que nous ayons eu le temps de substituer une préparation meilleure!

On peut se demander, ici, si le temps perdu à l'emploi d'une préparation inerte n'a pas été beaucoup dans la terminaison fatale?

Pour ceux qui, comme nous, savent avec quelle rapidité procèdent, à Alger, les fièvres de mauvais caractère, la réponse n'est pas douteuse.

sulfate de quinine, une telle forme du médicament était infiniment peu propre à donner des résultats comparables ; bien que pourtant cette forme fût la seule (nous l'avons déjà dit) qui présentât une commodité réelle à l'expérimentation.

Le grand inconvénient des pilules de sulfate de quinine préparées par l'ancienne méthode, tenant à leur défaut de solubilité entière, le problème à résoudre consistait à trouver un corps inerte, peu volumineux et à bon marché, qui, incorporé au sel de quinine, fût susceptible de lui communiquer une solubilité facile et complète.

L'acide tartrique est venu nous donner la clef du problème, et voici comment :

Depuis longtemps, nous étions dans l'habitude, à l'égard de nos potions au sulfate de quinine, de supprimer tout acide, ou bien de substituer à l'acide sulfurique alcoolisé, employé d'ordinaire, l'acide tartrique, corps qui, sans plus de frais et avec moins d'inconvénients, procure fort bien la solubilité du sel.

Il arriva un jour qu'ayant prescrit à un malade un mélange, par parties égales ou à peu près, de sulfate de quinine et d'acide tartrique, le tout en poudre et divisé en un certain nombre de paquets, un de ceux-ci qui avait été oublié par le malade nous fut montré et nous apparut, au lieu d'un mélange pulvérulent que nous nous attendions à voir, sous forme d'une masse résineuse, jaunâtre ou mieux de caramel semi-solide, onctueux et malléable.

Sans trop nous demander, sur le moment, quel avait pu être le genre de métamorphose éprouvé par ce mélange, la seule chose qui attira notre attention fut qu'il offrait la plus grande facilité à être roulé en pilules et que, de plus, chacune de ces dernières, immergées dans l'eau pure, *s'y fondait absolument comme du sucre*, avec moins de rapidité peut-être, mais tout aussi complètement.

De telles particularités, par rapport à l'administration du sulfate de quinine en pilules, offraient à la pratique des avantages trop réels, pour ne pas provoquer nos recherches.

Quelques essais nous convainquirent bientôt que le sulfate de quinine, administré, ainsi préparé, jouissait d'une activité singulière, circonstance qui tenait évidemment à la facile et complète solubilité du remède (1).

---

(1) Ayant réfléchi, depuis lors, au genre de transfor-

Il n'en fallait pas davantage pour nous engager à adopter, d'une manière uniforme, le mode de préparation en question; et, depuis ce temps, nous pouvons affirmer que le nombre des malades réfractaires aux pilules de sulfate de quinine, diminua sensiblement dans notre clientèle (2).

Quant au Mal de mer, en particulier, toutes les expériences que nous rapporterons ont été (sauf la première) faites avec des pilules de sulfate

---

mation spontanée que peut éprouver un mélange de sulfate de quinine et d'acide tartrique en poudre, abandonné à lui-même, nous croyons que cette transformation n'est autre que la suivante : l'acide tartrique s'empare d'une portion de la quinine du sulfate pour former du tartrate de quinine, lequel est soluble, et fait passer le sulfate neutre de quinine à l'état de sulfate acide pareillement soluble. Le produit total est donc un mélange de tartrate et de sulfate acide de quinine qu'on pourrait appeler : *tartro-sulfate acide de quinine*, ou plus simplement : *sulfate de quinine tartarisé*.

Quant à la forme résineuse ou de caramel semi-solide affectée par le produit total, on sait que cette forme est un des caractères des sels de la famille des tartrates.

(2) Nous serions heureux que ces quelques lignes engageassent les praticiens des pays marécageux et les pharmaciens d'hôpitaux, dans ces pays-là, à adopter désormais notre mode de préparer les pilules de sulfate de quinine, mode qui présente réunies, sûreté pour les malades et économie pour l'administration.

de quinine ainsi modifiées, ceci, soit dit, pour ceux qui voudront répéter nos expériences (1).

Nous allons commencer l'examen raisonné des faits que nous présentons à l'appui de l'efficacité du sulfate de quinine contre le Mal de mer.

Ces faits (*Voir* PIÈCES JUSTIFICATIVES, *chap. III*) se trouvent disposés suivant trois séries intitulées: Mer *bonne*, Mer *passable*, Mer *mauvaise*. Cette division a été établie par nous, afin de varier les conditions de l'expérience et éviter par là l'objection qu'on aurait pu faire, tirée de l'état bon ou mauvais de la mer.

SÉRIE 1re, *Mer bonne*.

Obs. 7. Cette observation nous est personnelle. C'est dire assez que nous y avons apporté toute l'exactitude dont nous sommes susceptible.

Du côté de la mer, cette traversée fut aussi bonne que possible, et cette circonstance, qui ne nous empêcha pas d'être malade dès le premier jour et de vomir à deux reprises différentes, tant debout que couché, peut faire apprécier le

---

(1) Pour plus amples renseignements sur la formule et la préparation des pilules de sulfate de quinine tartarisé, nous avons joint quelques détails supplémentaires à ce sujet, qu'on trouvera: PIÈCES JUSTIFICATIVES, *chap.* IV.

degré de notre prédisposition au Vertige marin.

Nous avions pourtant, ainsi qu'il est dit, *loc. cit.*, ingéré dix pilules, deux heures avant l'embarquement.

A en juger par ce premier résultat, il semblerait donc que ces pilules, ou n'avaient pas agi, ou avaient eu une action insuffisante ?

La vérité est qu'elles avaient agi autant qu'elles agirent plus tard durant le reste de l'expérience. La faute en fut à nous qui, au lieu de rester en repos, afin de favoriser, par là, l'action du médicament, sommes demeuré sur le pont à lutter contre un ennemi qui devait tôt ou tard nous vaincre.

Nous verrons plus tard, en effet, que pour les sujets fortement prédisposés au Mal de mer, le repos continu, ou au moins alternatif, est indispensable au succès de la cure, quelle que soit d'ailleurs l'excellence de la mer, et *à fortiori* lorsque celle-ci est mauvaise.

Quoi qu'il en soit, ce premier échec éprouvé, et les vomissements une fois en train, il est pour nous d'expérience certaine que ceux-ci se fussent prolongés et répétés indéfiniment, si nous n'eussions eu recours à une seconde dose de pilules.

Cette fois, la condition du repos se trouvant remplie, le médicament ne tarda pas à manifester sa plénitude d'action, témoin la disparition complète et rapide du mal, remplacé par le sentiment marqué et tout particulier de *bien-être*, accusé dans l'observation.

Cette dernière circonstance exige que nous nous y arrêtions quelques instants.

Durant les traversées par une bonne mer, chez l'individu un peu fortement prédisposé et à moins qu'il ne le soit à un degré extrême (cas dans lequel les vomissements ne lui laissent pas un instant de répit), il arrive le plus souvent que le Mal de mer, après avoir sévi pendant les deux, trois ou quatre premières heures, disparaît momentanément, sauf à revenir de nouveau pour disparaître encore, et cela, plusieurs fois pendant la durée du voyage. (Nous parlons ici d'un sujet qui n'oppose au Mal de mer que ce qu'on emploie communément, c'est-à-dire la position étendue, la diète, etc.)

Or, durant ces intervalles de calme dont le sujet profite ordinairement pour se lever un peu, bien que les vomissements n'aient plus cours et que le Mal de mer semble, à ce point de vue, avoir tout-à-fait cessé, le sujet n'en reste pas moins dans un état qui, quoique plus supportable, n'est pourtant pas l'état normal; ainsi, la tête, sans tourner précisément, semble comme vide, et l'acte seul de converser sur les sujets les plus ordinaires, fatigue et répugne; la marche est possible, mais elle reste indécise et sans vigueur; enfin, les nausées et les déjections stomacales n'existent plus, mais il règne toujours de la pesanteur ou gêne épigastrique avec salivation plus ou moins abondante et absence complète d'appétit.

On voit, par cette esquisse, tracée d'après nature, que, chez les sujets dont nous parlons (sujets qui constituent la majorité des individus disposés au Mal de mer), ce qu'on est convenu d'appeler, pour eux, la cessation du mal ou le calme, n'est qu'une diminution de l'état morbide marin qui, en réalité, n'a pas cessé, et n'a fait que reculer momentanément d'un degré (*V.* § 6).

Quiconque, en pareille circonstance, aura fait usage du sulfate de quinine, en suivant les règles que nous poserons plus tard, ne tardera pas de reconnaître que le calme que ce sel procure est tout autre. Alors, en effet, non-seulement les vomissements, les nausées et le vertige disparaissent, mais la tête devient libre; la conversation n'est pas seulement possible, mais agréable; la marche reprend sa précision et sa vigueur accoutumées; nulle gêne épigastrique n'entrave le jeu respiratoire; enfin, l'appétit se fait rapidement sentir et le plus souvent très vif.

Il nous semble logique de conclure du rapprochement que nous venons de faire, que l'état qui succède au sulfate de quinine, administré en pareil cas, diffère trop du soi-disant calme qui survient d'une manière spontanée, pour pouvoir être confondu avec lui. Si ce second état n'est, à proprement parler, qu'un Mal de mer amoindri (*V.* § 6), le premier est bien certainement une guérison complète, suivie d'une immunité véritable, quoique momentanée.

C'est là, en particulier, ce qui nous explique pourquoi celui qui est l'objet de cette immunité peut ressentir et accuser un sentiment réel de bien-être. C'est qu'en effet, cet individu se trouve momentanément dans une situation identique à celle des sujets dits réfractaires au Mal de mer, c'est-à-dire, des sujets qui, sur mer, boivent, mangent, marchent, dorment, etc., ni plus ni moins que s'ils étaientà terre.

Il est à propos d'ajouter que ce bien-être, lorsqu'il succède, dans l'espèce, à l'emploi du médicament précité, devient un témoignage tout-à-la-fois assuré et caractéristique de l'efficacité du médicament.

Continuons notre examen :

Au milieu des bonnes dispositions mentionnées ci-dessus (*obs.* 7, *loc. cit.*), X..., toujours couché, prend un peu de nourriture et deux nouvelles pilules, puis s'endort profondément jusqu'au lendemain huit heures.

Le lendemain 23, les bonnes dispositions de la veille continuaient. Dans le but de les consolider, X... prend six pilules coup sur coup. Peu après, l'appétit s'étant fait sentir, il déjeûne confortablement, puis monte sur le pont et s'y promène librement pendant une heure.

La possibilité d'une semblable conduite, comparée au résultat primitivement obtenu, ne doit pas surprendre ; le repos, joint au sommeil réparateur de la nuit, étant venu renforcer l'efficacité de l'agent quinique.

Quoique annihilé, le Mal de mer n'était pourtant pas tellement vaincu qu'il n'eût pu reparaître, si X..., mieux avisé que la veille, ne se fût empressé, à la première alerte, d'aller reprendre quelque peu la position étendue.

Bref, le reste de la traversée se passa sans autre atteinte du mal, grâce à la précaution maintenue par X... de continuer les pilules et d'alterner la position étendue, suivant que le besoin s'en faisait sentir.

N. B. Pendant la même traversée, dite *excellente*, plusieurs passagers vomirent à différentes reprises durant les trois jours.

Obs. 8. Le sujet de cette observation fit route, à la même époque, avec l'auteur.

Les commémoratifs (*V. loc. cit.*) apprennent que M. B... est doué d'une prédisposition forte et constante au Mal de mer. Ce jour-là, M. B... avait, suivant nos conseils, ingéré dix pilules avant de s'embarquer.

Dans ce cas, où l'efficacité de la médication quinique fut moindre que pour le précédent, nous avons de fortes raisons de croire que la médication ne fut pas pendant tout le temps ponctuellement exécutée. Celle-ci procura néanmoins absence de vomissements, appétit et sommeil. Somme toute, et du propre aveu de M. B... (*V. loc. cit.*), cette traversée fut la meilleure qu'il eût encore faite.

La série, Mer bonne, ne se composant que de ces deux cas, nous passerons à la série suivante.

Série 2 ; *Mer passable.*

Par mer passable, nous entendons une mer agitée, mais non orageuse. Cette série se compose des observations 9, 10 et 11.

Obs. 9. De toutes celles que nous possédons sur la matière, vingt-cinq environ, l'observation 9 est, sans contredit, avec celle n° 7, la plus exacte et la plus complète.

C'est que M. R..., homme tout à la fois consciencieux, bienveillant et éclairé, se trouvait être, par cela même, un sujet rare en pareille circonstance. Nous le prions de vouloir bien encore ici agréer nos remercîments sincères.

M. R..., avait déjà nombre de fois navigué et par tous les temps ; eh bien! comme il l'exprime lui-même dans sa réponse écrite que nous rapportons textuellement (*V. obs. cit.*) : quelle qu'eût été l'excellence de la mer, il n'avait pu jouir encore, sur le pont d'un navire, du panorama formé par la mer et la terre.

Ceci signifie que la prédisposition excessive et constante de M. R... le retenait chaque fois cloué dans sa cabine.

Or, le jour de l'expérience, par une mer calme il est vrai, mais pluvieuse, et conséquemment moins bonne que si le temps eût été tout-à-fait au beau, M. R... (après avoir fait usage des pilules) dort très bien, monte sur le pont et s'y promène; il cause avec plaisir, mange avec appétit; le tout sans plus d'inconvénient que s'il se fût trouvé à terre; enfin, et ceci achève de donner la mesure, à la fois, de la prédisposition du sujet et de l'efficacité du remède, M. R... qui, d'habitude continuait d'être malade, même dans la nacelle destinée à effectuer le court trajet du débarquement, c'est-à-dire, le trajet du navire au quai du port, nous écrit que, ce jour-là, ce trajet eut lieu sans aucun malaise.

De toute certitude, un tel contraste ne pouvait être l'œuvre du hasard; dès lors, à quoi pouvait-on l'attribuer, sinon à la médication employée?

Dans cette observation, l'efficacité de la médication quinique offre un tel cachet de vérité que, n'eussions-nous à citer que ce cas, qu'il suffirait lui seul à rendre inattaquable la proposition qui fait l'objet du présent chapitre.

Moins que pour personne, cette efficacité ne devait et ne pouvait être douteuse pour M. R...; aussi notre judicieux expérimentateur ne manque-t-il pas de nous faire part de son opinion à ce sujet *(V. obs. cit.)*; opinion d'autant plus précieuse que, de sa part, elle fut toute spontanée, à savoir : *que, dans sa conviction la plus profonde*, il ne doit qu'au médicament d'avoir pu effectuer une traversée dans d'aussi bonnes conditions !

Obs. 10. Cette expérience, sans être aussi suivie que la précédente, à cause de la négligence du sujet, méritait cependant d'être rapportée pour la rapidité et la sûreté d'action comportées par la médication quinique.

M. S... qui, à quelques pilules ingérées préventivement et à une mer passable, avait dû de résister au Mal de mer pendant deux jours entiers, se trouve assailli tout-à-coup par ce mal, vers le matin du troisième jour. Les nausées et les vomissements se succèdaient à courts intervalles et n'avaient nulle apparence de s'arrêter de sitôt, à cause du mauvais état croissant de la mer.

Dans ces circonstances, M. S... prend trois pilules ; dix minutes après, cessation des vomissements ; trois pilules encore, et, dix minutes plus tard, disparition de tout malaise et guérison complète.

Quel est, nous le demandons, le médicament qui, en pareil cas, eût agi avec plus de promptitude et dont l'efficacité eût été regardée comme plus assurée ?

Dans la même observation, il est parlé d'une *répugnance très grande* à prendre les pilules.

Cette répugnance, ici, n'est point particulière au remède. Quiconque a éprouvé le Mal de mer, sait fort bien que, pendant la durée de ce mal, le malade éprouve un dégoût excessif pour tout ce qui est adressé à l'estomac, ne fût-ce que de l'eau pure.

Obs. 11. Cette observation établit de nouveau péremptoirement l'efficacité du sel de quinine dans des circonstances à peu près semblables à celles de l'observation précédente, dont elle diffère cependant par le mode suivant lequel les pilules furent prises. Ajoutons que ce mode avait été rendu nécessaire, par suite d'une difficulté propre au sujet, qui ne pouvait avaler plusieurs pilules coup sur coup.

En raison même de cette difficulté, l'observation dont il s'agit est instructive, et fait voir que, contre le Mal de mer, la médication quinique à doses faibles mais rapprochées, n'offre pas moins d'efficacité que celle à doses plus fortes données à longs intervalles.

SÉRIE 3; *Mer mauvaise.* Cette série comprend les observations 12, 13 et 14.

Obs. 12. Cette observation est un exemple

dans lequel l'efficacité du sulfate de quinine fut complète.

Cette efficacité, ici, est d'autant plus remarquable, que l'état de la mer était fort mauvais. A vrai dire, la prédisposition du sujet n'était pas excessive, puisque, ainsi qu'il le déclare, *obs. cit.*, sa situation sur mer est supportable, en général, à condition qu'il reste couché et ne mange pas; toutefois, comme ces conditions ne sauraient concorder avec un état normal, il est certain qu'on pouvait ranger ce sujet dans la classe de ceux qui, peu ou beaucoup, sont toujours malades sur mer.

Une particularité mentionnée par M. B.... *loc. cit.*, et qui se trouve également mentionnée *obs.* 9, et dont la grande majorité de nos Vertigineux marins nous a entretenu, est relative à l'aversion excessive et vraiment remarquable que tous possèdent (qu'ils soient fumeurs ou non), pour l'odeur et la fumée de tabac.

Cette aversion est remarquable en ce qu'elle est commune à tous les malades chez qui elle croît ou diminue en outre, très exactement, avec l'augmentation ou la diminution du mal (1).

---

(1) L'action particulière exercée par le tabac sur le système nerveux, action qui aboutit à la sédation, c'est-à-dire, à

Cette dernière circonstance dépitait surtout M. B.... qui, privé en mer, du nécessaire, c'est-à-dire, du boire et du manger, aurait voulu du moins, nous disait-il, abréger la durée de sa réclusion, en se livrant à ce passe-temps pour lui si familier.

Or, le jour où M. B...., en s'embarquant, fit usage du sulfate de quinine, il put, en arrivant à bord, rester sur le pont et s'y promener librement; il put encore, à la suite d'une nuit passée à dormir (à part une petite alerte dont les pilules firent bientôt justice), déjeûner de

---

l'affaiblissement de l'activité de ce système, explique assez bien pourquoi les malades atteints du Mal de mer manifestent une répugnance si grande à l'odeur et à la fumée de tabac.

Cette répugnance vient même à l'appui de la nature miasmatique de la cause prochaine du Mal de mer, car elle n'existe pas seulement dans ce mal, mais généralement aussi dans toutes les affections de cause miasmatique bien reconnue, ex: les fièvres dites d'intoxication palustre.

Si l'on réfléchit que le résultat de l'action de tout agent miasmatique sur le système nerveux est la stupéfaction, c'est-à-dire, l'arrêt plus ou moins complet des forces nerveuses, on comprend, en effet, comment l'emploi du tabac, aussi bien que celui des substances analogues, ne puissent être, en pareil cas, qu'une circonstance aggravante de l'affection principale.

très bon appétit et surtout *fumer* à souhait, causer, etc., le tout sans être le moins du monde malade !

Obs. 13. Cette expérience que nous devons à l'obligeance toute particulière de notre excellent confrère et ami le docteur A...., sans avoir eu un résultat complet, n'est pas moins propre à mettre en relief l'efficacité du sulfate de quinine qui, dans ce cas particulier, borna son action à faire passer le Mal de mer, du deuxième degré, sous lequel il eût éclaté à coup sûr, au premier degré qui se maintint tout le temps de l'expérience.

Quant au motif d'une efficacité aussi incomplète, nous pensons qu'on doit la trouver; d'abord dans le trop court espace de temps qui sépara l'ingestion des premières pilules du moment de l'embarquement (*V. loc. cit.*), ensuite et surtout dans le nombre trop peu élevé de ces pilules, dont l'usage ne fut même pas continué plus tard.

Obs. 14 *et dernière.* Cette expérience a été rapportée moins pour montrer l'efficacité du sulfate de quinine que pour faire voir l'inconvénient qu'il y a de vouloir user de l'immunité temporaire procurée par ce médicament, au lieu de profiter de cette immunité pour s'entourer des conditions capables de la prolonger en venant indirectement en aide au remède.

En égard au degré extrême de la prédisposition accusée par Mme V... *(obs. cit.)*, eu égard, en outre, au mauvais état de la mer, il est tout-à-fait certain, pour nous, que les trois heures pendant lesquelles Mme V... a pu rester à promener sur le pont, exempte de malaise, doivent être rapportées à l'action de la forte dose du remède ingérée préventivement. En cet état, si le sujet se fût couché en arrivant à bord, ainsi qu'il en avait reçu avis, et qu'il eût eu soin de répéter les pilules à temps opportun, il est plus que probable, qu'en dépit des mauvaises circonstances ci-dessus, son état normal fût resté intact, ainsi que cela est arrivé maintes fois à nous-même et à d'autres en pareil cas.

La conséquence de ceci : c'est qu'en l'absence de toutes ces précautions, jugées indispensables, il n'y a rien d'étonnant que l'expérience ait échoué d'une manière à peu près complète.

Comme instruction à tirer de cette expérience, disons que chez les individus à prédisposition au Mal de mer, aussi exagérée que chez Mme V... individus susceptibles, par conséquent, d'éprouver ce mal à un degré excessif, il leur importe absolument, une fois l'immunité acquise, et s'ils veulent la maintenir, de ne pas se laisser entamer par le mal. Car une fois déclaré, celui-ci atteint tout aussitôt chez eux une intensité si grande que l'administration d'un médicament, sous quelque forme que ce soit, devient tout-à-fait impossible, non seulement pendant la durée des paroxysmes vertigineux, mais encore dans leur intervalle, à cause du dégoût nauséeux, invincible, qui ne manque jamais de s'établir.

Il fallait, en effet, que ce dégoût fût bien grand chez Mme V..., pour que cette dame, dont l'esprit de résolution est pour nous notoire, n'ait pu se résoudre à ingérer un petit nombre de pilules qui, à n'en pas douter, eût coupé court à sa cruelle situation.

Ici se termine la troisième et dernière série des expériences destinées à mettre en évidence l'efficacité du sulfate de quinine contre le Mal de mer.

Ces expériences auraient pu sans difficulté se trouver beaucoup plus nombreuses, si nous avions rapporté toutes celles que nous avons effectuées et dont le résultat n'a pas été moins concluant.

Une telle augmentation de faits eût-elle été nécessaire ? Nous l'avons d'autant moins pensé, que si nous récapitulions tous les cas de Mal de mer vrais ou terrestres, rapportés dans cet ouvrage et traités avec succès par le sulfate de quinine, savoir : onze cas dans la relation (*V.* PRÉLIMINAIRES et § 28) ; cinq cas (*V.* § 28); enfin huit cas relatés en dernier lieu ; nous trouverions un total de *vingt-quatre cas*, nombre plus que suffisant en pareille circonstance.

Pour ne parler que des huit dernières observations, les seules dont la qualité ne saurait être contestée, l'efficacité du sel de quinine s'y trouve permanente deux fois : une fois avec mer passable, obs. 9, et une fois avec mer mauvaise, obs. 12; temporaire, six fois.

Il est juste de reconnaître que, pour ces six dernières observations, les causes de la réussite incomplète sont parfaitement déduites. A tout prendre, ces six derniers cas sont autant et plus probants que les deux premiers, et cela, parce que la lutte victorieuse, à certains moments donnés, du sel de quinine contre le Mal de mer, ne s'en trouve que plus nettement accusée.

D'un autre côté, il n'a pas été moins manifeste que, toutes les fois que l'administration du sel de quinine a été suivie d'une amélioration durable ou temporaire, cette amélioration a toujours été caractéristique de l'action de ce sel, en ce sens qu'elle était *complète*, et différait totalement, sous ce rapport, de l'amélioration spontanée obtenue dans les mêmes circonstances par les moyens ordinaires (*V.* surtout *obs.* 7, 9, et 12).

En conséquence, il nous paraît superflu d'y insister plus longuement; l'efficacité du sulfate de quinine contre le Mal de mer est, désormais, une vérité démontrée (1).

---

(1) N. B. Cette proposition, et toutes les expériences rapportées à l'appui, n'ont eu qu'un but, celui de démontrer *l'efficacité* du sulfate de quinine contre le Mal de mer, et non point celui du *mode d'administration* du sulfate de quinine qui est le plus convenable de suivre dans l'espèce.

Pour ce qui est de cette dernière circonstance, les expériences ci-dessus, entreprises sans méthode bien arrêtée au début, ne sauraient servir de modèle à la thérapeutique; il faudra recourir pour cela à la proposition 34 et dernière tout entière consacrée à ce point important.

§ 31. L'efficacité du sulfate de quinine contre le Vertige marin (Mal de mer) est préventive et curative, et consiste en une mutation prompte mais temporaire de la prédisposition du sujet.

Cette proposition, comme on le voit, entreprend de déterminer le *mode* et la *nature* d'efficacité du sulfate de quinine contre le Mal de mer.

Au point de vue du mode, il suffit de parcourir les observations analysées dans la proposition précédente et consignées (Pièces justificatives, *chap.* III), pour se convaincre que l'efficacité du sulfate de quinine, en pareil cas, est bien telle que l'énonce notre proposition, à savoir : que ce sel prévient (*V. obs.* 9 et 12) et guérit (*V. obs.* 7, 8, 10 et 11). On peut même reconnaître que, excepté les obs. 9 et 12, le sulfate de quinine se montre dans toutes les autres, tour à tour curatif et préventif.

La double efficacité dont jouit, ici, le sel de quinine n'a rien de spécial et qui ne se retrouve dans toutes les affections contre lesquelles ce sel est efficace ; les affections palustres en particulier. On sait qu'à l'égard de ces dernières, le sulfate de quinine est, en effet, le médicament à la fois préventif et curatif par excellence.

En raison de cette double efficacité, il est certain que le sulfate de quinine, comparé aux autres agents thérapeutiques qui, en général, ne sont que curatifs, constitue un médicament à part et doublement précieux.

Remarquez que nous venons de dire : que le sulfate de quinine est un médicament à la fois préservatif et curatif.

Ce n'est pas sans intention, qu'à l'encontre des idées généralement reçues, nous faisons passer ici, la vertu préventive avant la vertu curative.

Il y a plus, et nous espérons le démontrer ci-après : le sulfate de quinine n'est, dans toutes les circonstances, qu'un médicament préventif, en ce sens que, même dans les cas où la maladie a cours, *le sulfate de quinine ne guérit que parce qu'il préserve !*

Pour reconnaître tout de suite la vérité de notre assertion, il suffit, de réfléchir au caractère de permanence inhérent, tout-à-la-fois, à la cause que le sulfate de quinine est chargé de combattre, savoir: la cause miasmatique (1), et à la condition subjective qui préside à toute intoxication, savoir: la prédisposition du sujet.

Quant à la cause miasmatique, une fois qu'une cause de ce genre infecte une contrée à un degré suffisant pour donner lieu à une constitution caractéristique de cette cause, exemple: une constitution palustre, il est évident que, pendant une saison au moins, cette cause existe sans cesse, agit continuellement ou est toujours prête à agir.

Quant à la condition subjective, et eu égard à l'individu miasmatiquement malade au sein de

---

(1) A partir de ce point jusqu'à la fin de notre travail, nous allons, pour plus de commodité dans la démonstration, emprunter fréquemment aux faits du ressort des contrées miasmatiques proprement dites. Cet emprunt pourrait être considéré comme n'étant pas très légitime, puisque, jusqu'à ce jour, il n'est pas encore certain que l'atmosphère marine soit elle-même miasmatique.

Si cependant, comme on va le voir, l'interprétation que nous allons donner des faits tirés des atmosphères reconnues miasmatiques s'adapte sans restriction aux faits émanant de l'atmosphère marine, c'est-à-dire au Mal de mer, on comprend quelle certitude plus grande encore l'admission d'un miasme marin retirera de ce parallèle.

la constitution, il est non moins certain que cet individu n'est tombé malade qu'en vertu de sa prédisposition fâcheuse, et qu'il demeurera malade tout autant de temps que cette dernière persistera elle-même.

Dans ces circonstances, si un médicament, le sel de quinine, est susceptible de faire cesser chez l'individu l'état morbide du moment, il ne le peut qu'à l'une des deux conditions suivantes, à savoir: qu'il fera taire l'influence constitutionnelle, ou bien qu'il modifiera la prédisposition du sujet.

Mais l'influence constitutionnelle, cela va sans dire, ne saurait être modifiée en quoi que ce soit, par un médicament tel que la quinine dont la sphère d'action reste tout entière consacrée à l'individu.

Cette influence continuera donc d'agir, ni plus ni moins, avant comme après la médication.

Reste la prédisposition du sujet.

Cette condition, au contraire, est, par sa nature, essentiellement modifiable; c'est elle aussi et la seule sur laquelle le sel pourra et devra agir.

Mais, du moment que celle-ci, convenablement modifiée par l'action du médicament, sera à même de faire face à l'influence constitutionnelle, cette dernière perdant à l'instant tout empire : *sublatâ causâ tollitur effectus !*

De ces courtes considérations découlent deux conséquences : la première, c'est que la propriété curative du sulfate de quinine n'est, à proprement parler, qu'une dépendance de la vertu préservative inhérente à ce médicament ; la seconde, c'est que la vertu préservative du sulfate de quinine consiste en une modification exercée par ce sel sur la prédisposition du sujet.

Nous reviendrons tout-à-l'heure sur cette dernière conséquence que nous ne faisons qu'enregistrer pour le moment.

Applicant, maintenant, au Mal de mer les données qui précèdent, et étant admis la cause miasmatique de ce mal, cause sans cesse permanente au sein de l'atmosphère marine, on conçoit parfaitement que, pour tous les individus malades que le sulfate de quinine guérit, ceux-ci ne sauraient, restant au sein de l'atmosphère marine, maintenir cette guérison un temps quelque court qu'il fût, si le même sel ne leur conférait, au moyen de la guérison, une immunité d'une durée quelconque, si, en d'autres termes, il n'avait exercé sur eux, en les guérissant, une action préventive.

L'effet curatif du sulfate de quinine, en face d'une cause permanente, découle donc naturellement de sa propriété préventive, et n'est, en réalité, qu'une conséquence nécessaire de cette propriété.

Il est si vrai que la propriété préventive du sulfate de quinine appartient seule à ce médicament et n'est nullement sous la dépendance d'une vertu prétendue curative; c'est que, dans le Mal de mer, pas plus qu'en toute autre affection miasmatique, cette propriété préventive n'a besoin, pour se manifester, de succéder à l'effet curatif; en un mot, il n'est pas absolument nécessaire d'être préalablement malade du Mal de mer pour pouvoir être, d'abord guéri, puis préservé de ce mal, de même qu'il n'est pas indispensable d'avoir la fièvre pour être guéri, puis préservé de la fièvre.

En effet, du moment qu'un sujet, fâcheusement prédisposé, se trouve placé au sein d'une contrée miasmatique, et par cela même que la prédisposition du sujet expose ce dernier à une intoxication constitutionnelle, le sel de quinine trouve son emploi, tout aussi bien et mieux même avant que l'intoxication ait éclaté, qu'après l'intoxication confirmée.

Dans ce dernier cas, en effet, indépendamment du fait de l'intoxication qui est seul du ressort du sel de quinine, il existe souvent (surtout lorsque la maladie est ancienne) divers éléments pathologiques consécutifs à l'affection primitive, susceptibles à eux seuls d'entraver la guérison ou de procurer une récidive, alors que pourtant le sel de quinine est absolument impuissant contre eux.

Même répétition pour le Mal de mer.

A quelle condition ce mal éclate-t-il chez un individu sain? Nous avons répondu (*V.* § 21), c'est à la condition que cet individu y est prédisposé.

Dès-lors, tout individu à son état ordinaire, pourvu qu'il soit seulement prédispósé au vertige marin, le sulfate de quinine l'en préservera, et même plus facilement que s'il se trouvait déjà aux prises avec ce mal, et cela, en agissant sur la prédisposition qu'il annihilera ou modifiera de telle manière que l'individu se trouvant, par là, dans la classe de ceux dits non prédisposés, jouira, comme eux, d'une immunité à l'égard du mal.

On peut donc établir que le mode d'efficacité du

sulfate de quinine, administré à l'occasion d'une affection miasmatique présente, ou seulement à l'état d'imminence, est, dans les deux cas, *préventif* et consiste, dans les deux cas, aussi, en une modification exercée par ce sel sur la prédisposition du sujet.

Mais, dira-t-on, si le mode d'efficacité du sulfate de quinine est, pour tous les cas, préventif, comment expliquez-vous qu'il puisse en résulter, effet curatif, à l'égard de l'intoxication existante?

Nous avons déjà répondu en partie à cette question, sur laquelle nous reviendrons tout-à-l'heure. Auparavant, cherchons à déterminer quelle est la *nature* de la modification exercée par le sel de quinine sur la prédisposition du sujet?

Un individu étant donné, que le sulfate de quinine a complétement guéri ou préservé du Mal de mer, on a vu § 30, *obs.* 7 et *sq.*, que cet individu jouissait, temporairement au moins, d'une santé réelle, à savoir que, chez lui, les fonctions s'exerçaient au sein de l'atmosphère marine, absolument, ou à peu de choses près, comme dans une atmosphère terrestre.

Ce résultat, traduit en langage physiologique signifie : que l'individu a acquis momentanément une aptitude à être normalement impressionné par l'atmosphère marine, ou, en d'autres termes, qu'il a échangé sa prédisposition pathologique à l'atmosphère marine, contre une prédisposition physiologique à ladite atmosphère.

Même chose, à l'égard des atmosphères miasmatiques proprement dites, c'est-à-dire que, dans une contrée palustre par exemple : un individu étant donné, que le sulfate de quinine vient de guérir ou de préserver de la fièvre; tout aussitôt ce sujet récupère son état normal pendant un temps variable il est vrai, mais durant lequel toutes ses fonctions s'exercent avec autant de régularité que s'il se trouvait dans une atmosphère non palustre.

Ce résultat, encore ici, se traduit en disant que : chez cet individu, le sulfate de quinine, en supprimant la prédisposition pathologique, l'a remplacée par une prédisposition harmonique à l'atmosphère palustre, ou, si l'on aime mieux, physiologique à cette atmosphère.

La conséquence de ceci est que, la nature de la modification exercée par le sel de quinine sur la prédisposition d'un sujet malade ou seulement à l'état d'imminence morbide, consiste en une *transformation* de cette prédisposition qui, de pathologique au milieu constitutionnel, devient physiologique à ce milieu.

De cette conséquence, il ressort d'une manière patente, que la nature de la modification exercée par le sel de quinine sur la prédisposition morbide d'un sujet placé au sein d'une constitution miasmatique donnée, est absolument semblable à celle qui résulterait d'un *séjour* prolongé au sein de ladite constitution (*V.* § 29), à savoir : que cette modification consiste dans les deux cas, en une *mutation* de la prédisposition du sujet.

Il ressort, en outre, que le résultat de cette mutation prédispositionnelle; qu'elle soit due à l'action du sel de quinine, ou simplement au séjour au sein de la constitution, est, dans les deux cas, identique, à savoir : l'immunité.

En d'autres termes, on peut donc dire que l'action du sulfate de quinine au sein des contrées miasmatiques (parmi lesquelles nous comprenons l'atmosphère marine), est absolument semblable, quant au résultat, à l'action du séjour au sein des dites atmosphères !

Il y a, toutefois, cette différence capitale que, pour l'immunité de séjour, la mutation prédispositionnelle est lente et progressive; tandis qu'elle est, au contraire, prompte et subite, pour l'immunité thérapeutique.

Nous pouvons, dès à présent, donner l'explication demandée tout-à-l'heure, à savoir : étant admis que le sulfate de quinine n'est, pour tous les cas, qu'un médicament préventif, comment se fait-il qu'il guérisse l'intoxication existante?

Cette guérison est tout simplement la conséquence de la promptitude avec laquelle le sulfate de quinine procure l'immunité !

Différent en cela du séjour au sein d'une contrée miasmatique, moyen qui ne confère l'immunité qu'au bout d'un temps toujours assez long ; et qui, pour ce motif, ne saurait modifier en rien l'intoxication existante ; le sulfate de quinine procure l'immunité avec une promptitude telle, que le sujet, si nous le supposons malade, jouit immédiatement du bénéfice de cette immunité, c'est-à-dire, guérit.

On comprend maintenant pourquoi, tandis que le séjour au sein d'une contrée miasmatique est un moyen de traitement seulement préventif, le sulfate de quinine, au contraire, est à la fois préventif et curatif ; ce dernier effet, toutefois, n'étant nullement en rapport avec un mode d'action particulier à l'agent quinique, mais n'étant que la réalisation plus ou moins instantanée de l'action préventive qui, seule, appartient en propre à ce médicament.

En résumé définitif : concluons avec l'énoncé de la proposition actuelle ; l'efficacité du sulfate de quinine contre le Mal de mer (ajoutons, ici, aussi bien que contre les affections dites miasmatiques) est préventive et curative, et consiste en une mutation prompte, mais temporaire exercée par ce sel sur la prédisposition du sujet.

Nous ne quitterons pas cette proposition sans compléter, à l'aide des quelques considérations suivantes, le parallèle que nous avons entrepris ci-dessus entre l'immunité due au séjour ou physiologique, et l'immunité due au sulfate de quinine ou thérapeutique.

De même que ces deux immunités, à l'acheminement, procèdent en sens inverse l'une de l'autre; de même, une fois produites, elles comportent une existence opposée.

Ainsi, tandis que l'une, l'immunité de séjour, est stable et permanente pendant un temps relativement assez long (*V.* § 29); l'autre est fugace, temporaire et limitée, le plus souvent, aux quelques heures qui séparent une dose du médicament de la dose suivante.

Ces différences se comprendront sans difficulté, l'immunité due au séjour est *naturelle*, c'est l'œuvre de modifications physiologiques lentes à se produire comme à disparaître; l'autre, l'immunité due au médicament est *artificielle*, c'est le résultat d'une impression thérapeutique nécessairement limitée à la durée de l'impression elle-même.

Dans l'examen comparatif entre l'immunité de séjour et l'immunité thérapeutique, on pourrait aller beaucoup plus loin encore, et établir qu'en thèse générale, à l'égard, des individus habitant au sein d'une contrée miasmatique et fâcheusement prédisposés, des deux immunités dont il s'agit, la seconde est le *supplément* habituel, et pour ainsi dire, obligé de la première.

Pour vérifier à l'instant même ce que nous venons d'avancer, il faut diviser, ainsi que nous l'avons déjà pratiqué § 29, en deux classes les habitants d'une contrée miasmatique A. les nouveaux arrivants; B. les habitants proprement dits; puis interroger les faits.

A. Chez les nouveaux arrivants (excepté ceux non fâcheusement prédisposés et, par conséquent, en possession déjà de l'immunité nécessaire), le génie miasmatique manifestant son influence au bout d'un temps indéterminé, mais toujours assez court, la fièvre éclate.

Chez ces sujets, en effet, l'immunité de séjour, encore nulle ou trop faible, ne pouvait les préserver ; ici, le sulfate de quinine, entrant en exercice, procure l'immunité et guérit. Mais l'immunité n'étant que temporaire, tôt ou tard la fièvre reparaît, que le sulfate de quinine guérit encore, et ainsi de suite, jusqu'à ce qu'enfin l'habitation de l'individu étant devenue de durée suffisante, l'immunité de séjour s'établit, qui remplace définitivement l'immunité thérapeutique.

A cet égard, rien n'est plus variable, du reste, que la durée du temps pendant lequel le sel de quinine est obligé d'intervenir jusqu'à ce que l'immunité de séjour se soit établie ; ainsi tandis que certains sujets, à prédisposition fâcheuse extrême, guérissent et rechûtent sans cesse, sans que jamais l'immunité de séjour puisse apparaître; d'autres sujets, bien moins fâcheusement prédisposés, obtiennent cette immunité dès la première intoxication guérie par le sel de quinine ; chez ces derniers, on pourrait croire que ce sel les a mis en possession d'une immunité thérapeutique permanente, tandis qu'il n'a fait que hâter l'immunité de séjour qui avait à s'établir aussitôt.

Dans ces exemples, on le voit, l'immunité thérapeutique supplée l'immunité de séjour, jusqu'à ce que celle-ci puisse venir la remplacer définitivement.

B. Voyons maintenant les habitants proprement dits : chez ceux-ci, qu'une habitation suffisamment prolongée et exempte ou non d'intoxications intercurrentes, a mis en possession de l'immunité (si déjà pour quelques-uns elle n'existait innée), cette immunité suffit à les préserver des atteintes du génie miasmatique, tout autant de temps que ces atteintes restent dans les limites ordinaires, ou que l'immunité ne diminue pas.

Chez des sujets, en cet état, l'immunité thérapeutique n'a que faire.

Les faits enseignent, qu'en effet, elle ne peut trouver à s'exercer que dans l'un ou l'autre des cas suivants ; ou bien, s'il survient une atteinte miasmatique plus intense que de coutume.

Dans ce cas, l'immunité de séjour n'étant plus en mesure d'y faire face, l'intoxication éclate. Le sulfate de quinine, retrouvant dès lors son indication et entrant en exercice, procure l'immunité et, à sa suite, la guérison ; double résultat qui se répète, si cela est nécessaire, jusqu'à ce que l'immunité de séjour puisse, de nouveau, se suffire à elle-même ; ou, encore, jusqu'à ce que l'augmentation des atteintes miasmatiques ait cessé.

Ou bien, les atteintes miasmatiques demeurant les mêmes, vient une circonstance qui, affaiblissant la prédisposition physiologique du sujet, diminue directement l'immunité de séjour?

Dans cet autre cas, l'intoxication pourra de même éclater. Or, ici, l'expérience apprend, qu'en général, l'immunité quinique, redevenue nécessaire, rappelle très promptement l'immunité de séjour qui ne tarde pas à recouvrer sa plénitude d'action préservatrice.

Dans l'un et l'autre exemple, on le voit, l'immunité thérapeutique supplée encore l'immunité de séjour devenue momentanément insuffisante.

Ce que nous venons de dire des immunités de séjour et thérapeutique, par rapport à une atmosphère reconnue miasmatique, palustre, par exemple, s'applique sans restriction aux immunités contractées par des moyens analogues au sein de l'atmosphère marine.

Le plus simple examen des faits relatifs à cette atmosphère dernière, faits relatés dans tout le cours de ce travail, suffit à légitimer l'analogie dont il s'agit.

Pour l'immunité de séjour, on peut consulter plus particulièrement § 29, et pour l'immunité thérapeutique §§ 28 et 30.

§ 32. Le repos, la diète et le grand air sont les adjuvants naturels du sulfate de quinine employé contre le Vertige marin (Mal de mer); leur rôle consiste à affaiblir la prédisposition morbide et à satisfaire aux indications fournies par les symptômes secondaires de la maladie.

La nécessité de l'adjonction des moyens énoncés dans la proposition actuelle se déduit tout naturellement du mode d'action thérapeutique que nous avons reconnu au sulfate de quinine employé, soit contre le Mal de mer, soit contre toute affection miasmatique.

Ce mode d'action, avons-nous dit (*V.* § 31), consiste en une *mutation* exercée par ce sel sur la prédisposition du sujet.

Cela étant, si nous supposons deux individus habitant au sein d'une même contrée miasmatique, tous deux porteurs d'une prédisposition, l'une physiologique, l'autre pathologique à ladite atmosphère : chez le premier, tandis que tout, dans l'entretien des fonctions organiques, doit tendre à affermir et à perpétuer une prédisposition aussi favorable; chez le second (que sa prédisposition place sans cesse sous le coup de l'endémie constitutionnelle),tout dans l'entretien des fonctions organiques devrait tendre, au contraire, à réformer cette prédisposition, source d'un danger plus ou moins proche (1); ici le repos et la diète absolus, s'ils pouvaient être

---

(1) La remarque suivante, tirée de notre pratique, vient entièrement à l'appui de ce que nous venons de dire.

Dans les contrées miasmatiques, à Alger par exemple, beaucoup de sujets de santé faible, sans être précisément mauvaise, restent ainsi un temps plus ou moins long, sans être malades. Tout-à-coup un surcroît momentané de santé meilleure se manifeste, durant lequel les fonctions digestives, en particulier, acquièrent une activité inaccoutumée; l'appétit est vif, les digestions sont rapides et faciles, etc. Au bout de quelques jours d'un tel état, surtout si la saison des fièvres règne, voilà que ces sujets s'alitent et que la fièvre les gagne! celle-ci est parfois très violente.

Quel que soit le soin avec lequel on interroge les antécédents de la maladie, on ne peut trouver de cause plau-

compatibles avec l'entretien de la vie, seraient, à coup sûr, les moyens par excellence!

Lesdits moyens ne peuvent véritablement être employés que du moment où l'endémie éclate; mais, du moins, leur emploi alors est d'autant plus avantageux et rationnel qu'on le fait coïncider avec celui du sulfate de quinine, agent mutateur immédiat de la prédisposition morbide (*V.* § 31) pour lequel ils deviennent, en ce sens, des auxiliaires éminemment favorables.

On voit qu'à l'égard d'une intoxication traitée

---

sible à son invasion, sauf ce surcroît momentané des fonctions digestives.

Ce résultat, surprenant au premier abord, s'explique très naturellement, en se plaçant au point de vue de la prédisposition, et de l'influence qu'exercent, sur elle, les bonnes conditions de régime.

En effet, chez les individus dont nous parlons, individus bien évidemment prédisposés à la fièvre, celle-ci n'apparaît pourtant pas, tant que les fonctions organiques languissantes et la santé médiocre maintiennent la prédisposition morbide à un état d'inertie.

C'est là ce qui a fait dire que, dans les contrées miasmatiques redoutées, les individus à constitution délicate, quoique non malades, à proprement parler, sont ceux qui résistent le mieux à l'intoxication.

Néanmoins, chez lesdits individus, dès que les fonctions orga-

par le sulfate de quinine, si la nécessité de l'adjonction du repos, de la diète, etc., se déduit naturellement du mode d'action (mutation prédispositionnelle) attribué par nous à cet agent thérapeutique, on peut reconnaître d'un autre côté, que cette nécessité devient un témoignage d'un grand poids en faveur de la réalité dudit mode d'action.

Mais le rôle du repos, de la diète, etc., dans le Mal de mer, comme dans toutes les affections miasmatiques, ne consiste pas seulement à affaiblir directement la prédisposition morbide;

---

niques reprennent de l'activité, et la santé de la force, la prédisposition morbide atteignant chez eux un degré pathologique suffisant, la fièvre éclate et revêt, dans ces cas particuliers, une intensité presque aussi grande que celle qu'elle atteint chez les individus forts et robustes, et pareillement prédisposés.

De tels faits que la pratique, dans les contrées miasmatiques, montre assez fréquents, mettent clairement en évidence combien le résultat final d'un régime analeptique est différent, suivant que la prédisposition du sujet est physiologique ou pathologique.

Dans les deux cas, la prédisposition subjective se fortifie d'autant que le régime est plus analeptique et que les fonctions organiques sont plus actives : mais, au lieu de l'immunité qui s'établit dans le premier cas, c'est la maladie qui, dans le second, éclate.

il consiste encore, avons-nous dit (voir ci-dessus l'énoncé de notre proposition), à satisfaire aux indications fournies par les symptômes secondaires de la maladie.

Quels sont ces symptômes secondaires?

Les symptômes du Mal de mer, comme ceux de toute affection miasmatique, peuvent être divisés en : *A*. Symptômes fondamentaux. Ceux-ci comprennent l'affaiblissement de l'influx ou, pour parler plus catégoriquement, l'*intoxication* de l'influx nerveux; phénomène qui, primitivement, constitue la maladie tout entière. *B*. En symptômes secondaires. Ceux-ci, pour le Mal de mer en particulier, se rapportent à la diminution de l'exercice du sentiment et du mouvement et à la perturbation fonctionnelle du tube digestif.

Or, qu'il s'agisse du Mal de mer ou des affections miasmatiques, une telle division fonde incontestablement à la thérapeutique deux sortes d'indications correspondantes; les unes principales, les autres secondaires.

Quant aux indications principales, à savoir : celles créées par l'intoxication de l'influx nerveux, celles-ci se trouvent remplies par le sulfate de quinine; car ce sel, en transformant la prédisposition du sujet, c'est-à-dire, en rendant physiologique cette prédisposition auparavant pathologique, § 31, détruit bien par là, indirectement, l'influence morbide constitutionnelle, et soustrait de cette manière les deux éléments principaux de la maladie.

Reste à montrer comment le repos, la diète, etc., satisfont aux indications secondaires fournies par la diminution de l'exercice du sentiment et du mouvement, et la perturbation fonctionnelle du tube digestif.

Examinons d'abord, à ce point de vue, quel est le rôle du repos.

Il est d'expérience vulgaire que le Mal de mer, dès qu'il éclate, réclame impérieusement le repos de l'esprit et du corps, du corps en particulier.

Sous ce premier chef, le Mal de mer est complètement l'analogue des affections miasmatiques, pour lesquelles un repos du même genre n'est pas moins impérieux.

La raison de cette communauté de moyens se déduit tout naturellement du phénomène initial commun à ces affections : l'intoxication de l'influx nerveux qui préside aux facultés intellectuelles et aux mouvements volontaires.

Pour ce qui est des mouvements, en particulier, ce simple aperçu fait voir combien est erronée l'idée de ceux qui, pour expliquer l'efficacité de la position horizontale, dans le Mal de mer, se contentent de dire que cette position a pour résultat de diminuer l'amplitude des oscillations du navire, par rapport au sujet atteint de l'affection marine.

Et d'abord, la position horizontale n'est jamais plus efficace, en pareil cas, que lorsqu'elle est employée sur le pont, lieu où les oscillations sont, sans contredit, plus étendues qu'à la base du navire; d'autre part, la position horizontale est nombre de fois employée avec avantage, alors même que le navire balance à peine; enfin, nous avons rappelé (*V.* § 2) que, parmi les sujets malades (si l'on en excepte ceux à qui le balancement d'une escarpolette, d'une voiture, etc., donnent le vertige, et le nombre de ceux-ci est relativement fort petit), la grande généralité ne saurait être, partout ailleurs que sur mer, incommodé en quoi que ce soit par le balancement d'un navire!

Malgré cela, le fait constant est que, tous les sujets, sans exception, du moment qu'ils sont atteints du Mal de mer, adoptent spontanément la position horizontale.

Une telle uniformité de précautionnement ne saurait donc trouver son excuse valable que dans une nécessité commune à tous, et cette nécessité, quelle pourrait-elle être ; sinon de mettre la dépense des mouvements volontaires en proportion avec la puissance nerveuse incitatrice, source desdits mouvements ?

Afin de vérifier tout de suite ce que nous venons d'avancer, il nous suffira de rappeler que, dans le Mal de mer, la somme des mouvements disponibles se règle précisément sur le degré de cette affection, § 7.

C'est ainsi qu'au Mal de mer au premier degré, § 6, la marche est vacillante et la station verticale seule possible ; qu'au Mal de mer au deuxième degré, la station horizontale remplace forcément la station verticale ; et qu'enfin, au Mal de mer au troisième degré, la station horizontale, avec immobilité, est seule praticable (*V. loc. cit.*). Mais chaque degré du Mal de mer n'étant qu'un accroissement du symptôme vertige, § 6, lequel est, lui-même, la traduction immédiate de l'affaiblissement nerveux cérébral § 11 ; un tel accord entre la somme des mouvements, et le degré du Mal de mer, indiquent suffisamment, en effet, la nécessité où se trouve le malade, de proportionner ses mouvements à l'activité de la faculté locomotrice.

Ce qui vient d'être dit des mouvements volontaires, par rapport au repos à leur donner, suivant le degré du Mal de mer, s'applique sans restriction, à l'exercice des facultés intellectuelles et de la sensibilité générale et sensoriale, à savoir : qu'au plus le cerveau, centre incitateur ou réflexe sera affaibli, c'est-à-dire intoxiqué, au plus l'exercice des facultés intellectuelles et des impressions générales et sensoriales devra être moindre.

Passons à l'utilité de la diète.

L'analogie que nous avons signalée tout-à-l'heure entre le Mal de mer et les affections miasmatiques, à propos du repos à donner aux fonctions de la vie animale, se maintient encore complète par rapport à la diète, qui n'est, à proprement parler, que le repos des fonctions de la vie organique.

Dans les affections miasmatiques, on le sait, un des premiers phénomènes expressionnels accusés par l'appareil digestif, est l'absence ou la perte de l'appétit.

Dans le Mal de mer, quelque léger que soit ce mal, la perte d'appétit n'est pas moins constante, et va même jusqu'à entraîner une répugnance extrême pour les aliments, si peu que l'affection marine augmente d'intensité.

Dans l'un et l'autre cas, il est rare qu'on puisse enfreindre impunément cette indication naturelle de laisser l'estomac en état de vacuité, et de plus, dès que l'intoxication ou le Mal de mer deviennent plus intenses, les vomissements survenant, mettent définitivement obstacle à l'introduction des matériaux nutritifs, à supposer que celle-ci pût être tentée.

Si l'on se reporte aux connexions anatomo-physiologiques importantes qui lient le cerveau et le tube digestif, l'estomac en particulier, il est impossible de ne pas voir, dans l'intolérance fonctionnelle dont ce dernier est le siége, en pareil cas, tout à la fois un effet et un moyen c'est-à-dire, un effet qui traduit l'affaiblissement nerveux du cerveau et qui, d'autre part, remédie à cet affaiblissement, en s'opposant à ce que, par un exercice intempestif des fonctions de la vie organique, cet affaiblissement ne vienne à être encore exagéré.

Dans le Mal de mer, de même que dans les intoxications proprement dites, la privation des aliments n'a pourtant pas besoin d'être toujours absolue et complète.

C'est ainsi que, sauf les cas où la prédisposition morbide est extrême, et l'intoxication très intense, il est en général avantageux, lorsque le sulfate de quinine a procuré une immunité un peu prononcée, et, sans attendre qu'elle soit complète, de chercher à fortifier cette immunité par l'introduction de quelques aliments en petite quantité et de digestion facile (1) Cette dernière circonstance est ici de toute nécessité, car si l'on allait exiger de l'estomac un travail digestif un peu considérable, nul doute que ce travail, en dépassant la somme de coopération dont le cerveau peut momentanément disposer, ne ramenât l'affaiblissement cérébral et, indirectement, le Mal de mer.

C'est pour des raisons analogues que, quelle que soit la prédisposition du sujet et l'intensité du mal, tant que le sel de quinine n'a procuré qu'une immunité faible et passagère, le mieux est de garder la diète absolue ; car ce repos, en soulageant l'activité coopératrice cérébrale, facilite d'autant l'établissement de l'immunité thérapeutique.

---

(1) On peut voir l'application de cette donnée thérapeutique : PIÈCES JUSTIFICATIVES, *chap.* III, *obs.* 7, 8, 9, etc.

Ces dernières remarques seront rappelées, lorsque nous nous occuperons de la thérapeutique proprement dite du Mal de mer.

Voilà pour le rôle du repos et de la diète, employés à titre d'adjuvants du sulfate de quinine.

Notre proposition actuelle énonce, après ces premiers moyens, celui du grand air.

Le résultat favorable qu'on peut retirer de l'emploi du grand air, dans le traitement du Mal de mer, établit une analogie de plus entre cette dernière affection et les intoxications proprement dites. Il est constant, en effet, que dans l'un et l'autre cas, l'issue favorable de la maladie est toujours puissamment secondée par de bonnes conditions d'aération (1).

---

(1) Le renouvellement de l'air, employé à titre d'adjuvant du sulfate de quinine, quoique aboutissant à un même résultat que le repos et la diète, eu égard à l'issue favorable de la maladie, procède néanmoins d'une manière un peu différente.

En effet, ceux-ci, par la privation des matériaux nutritifs, affaiblissent directement la prédisposition morbide, et indirectement la cause miasmatique; le renouvellement de l'air, lui, en plaçant l'organisme au sein d'un milieu moins miasmatiquement saturé, n'agit qu'indirectement sur la prédisposition, tandis qu'il affaiblit directement l'influence miasmatique.

Toutefois, à l'égard du Mal de mer, en particulier, la circonstance d'un air renouvelé fréquemment et *puisé surtout à des hauteurs variables*, suivant les cas, fondent des indications toutes spéciales et sur lesquelles nous ne pouvons nous dispenser d'insister un peu.

Quant aux bons effets, dans l'espèce, d'un air fréquemment renouvelé, il est un fait connu de tout le monde : c'est que le séjour sur le pont, surtout pendant le règne d'une brise un peu forte, soulage immédiatement ceux d'entre les passagers que l'excès du Mal de mer ne retient pas cloués dans leur étroite couchette.

Tout le monde connaît ce fait, disons-nous, tout le monde conseille et pratique le séjour sur le pont, comme moyen de diminuer la violence du mal; personne, cependant, ne saurait se rendre un compte satisfaisant de l'efficacité d'un tel moyen, dans l'hypothèse où le balancement, la fumée, la chaleur de la chaudière, etc., seraient causes essentielles du Mal de mer.

Pour ce qui est du balancement, nous l'avons déjà répété vingt fois : ce balancement est évidemment bien plus marqué sur le pont que dans l'intérieur du navire, plus marqué au-dessus du pont que sur le pont lui-même, et ainsi de suite. Dans cette hypothèse, il est clair que, si l'on voulait diminuer la violence du mal en diminuant le balancement, on ne pourrait mieux réussir à cela, qu'en se tenant couché le plus près possible de la base du navire: or, la pratique, en démontrant que l'intensité du Mal de mer décroît dans des proportions précisément inverses, vient démentir tout-à-fait le rôle attribué au balancement du navire.

A l'égard de l'odeur de fumée, la chaleur de la chaudière, etc.; s'il est, sur les vapeurs, un endroit ou celles-ci se font sentir le plus désagréablement, cet endroit ne saurait être précisément encore que sur le pont, et nullement à l'intérieur des cabines, le plus souvent hermétiquement fermées et situées beaucoup trop bas.

S'étayant des considérations qui précèdent, il serait certainement beaucoup plus logique d'avancer que, si, sur le pont en général, le Mal de mer est moindre qu'ailleurs, cela vient de ce que, sur le pont, le balancement, la fumée, la chaleur de la chaudière, etc., y sont plus marqués qu'en toute autre place?

A coup sûr, cette dernière assertion, si elle est plus logique, n'est pas plus fondée que la précédente. La vérité est que toutes les deux sont à rejeter.

Pour nous, fort des données étiologiques formulées (*V.* §§ 20 et 22), nous dirons : Sur le pont, en général, le Mal de mer est moindre que partout ailleurs, parce que, sur le pont, surtout lorsque la brise souffle, les miasmes incessamment apportés et balayés ne s'accumulent jamais au même degré qu'en tout autre point du navire, qu'à l'intérieur particulièrement.

Nous disons : sur le pont en général, et non, sur le pont en entier, parce que nous avons exposé (*V.* § 22) comment le gaillard d'arrière et les parties postéro-latérales du pont offrent une accumulation miasmatique toujours assez considérable, et qui rend le Mal de mer, dans ces mêmes points, aussi à craindre qu'à l'intérieur du navire.

Afin d'appliquer les données qui précèdent, et les faire servir au traitement du Mal de mer, le précepte qui nous reste à formuler est des plus simples : pour seconder, sur mer, l'efficacité du sulfate de quinine et obtenir de lui toute l'immunité qu'il est susceptible de procurer, il importe que le malade occupe de préférence les points du navire où l'accumulation miasmatique est la moins forte, à savoir : le pont, et, plus spécialement (s'il s'agit surtout d'un vapeur), la partie antérieure et moyenne du pont.

Nous avons annoncé, tout-à-l'heure, que d'autres indications surgissaient de la hauteur à laquelle l'air devait être puisé. Celles-ci sont toutes relatives à l'hygiène appliquée à l'aération des navires.

La nécessité d'une bonne aération des navires a été reconnue fort anciennement. Depuis quelques années surtout, on s'attache, avec raison, à la mettre en pratique, et les pyroscaphes, soit de l'État, soit du commerce, passent pour des modèles en ce genre de perfectionnement.

En dépit de tout cela, nous le demandons, l'odeur repoussante et spéciale, signalée de tout temps dans les compartiments des navires, fait-elle plus défaut aux vapeurs modernes?

Tant s'en faut! Il suffit de descendre dans les salons, parfois si élégants de ces derniers, pour se convaincre aussitôt que l'odeur en question y tient toujours domicile et, qu'à cet égard, s'il y a progrès, celui-ci est au moins fort minime.

Sans que nous ayons le moins du monde la prétention de faire ici de la construction nautique, nous ne pouvons nous dispenser, cependant, de faire connaître notre pensée sur la manière dont nous comprenons que l'aération d'un navire pourrait être rendue vraiment efficace.

Et d'abord, à cet égard, nous poserons le principe suivant : *Au plus l'agitation locale produite par la marche d'un navire est forte, au plus la hauteur à laquelle doit être puisé l'air destiné à l'aérer a besoin d'être considérable.*

Ce principe, on le comprend, n'est que la conséquence de l'admission d'un miasme marin atmosphérique, et du rôle que joue l'agitation des eaux dans l'accumulation de ce miasme. Si cette admission et le rôle de l'agitation sont vrais (*V.* §§ 20, 22), la conséquence elle-même ne saurait être contestable.

Cela posé, comment a-t-on procédé jusqu'ici pour l'aération ordinaire des compartiments des navires ?

Si nous prenons pour exemple un vapeur du commerce, nous constaterons qu'à chaque cabine correspond une petite fenêtre ouverte sur les flancs du navire ; chaque cabine aboutissant, d'autre part, à un compartiment intérieur et commun, ouvert par le haut sur le pont, et l'air du compartiment étant naturellement plus échauffé que l'air extérieur, il suit que le courant d'air s'établit de bas en haut, à savoir : qu'il entre par les flancs du navire, traverse les cabines et le compartiment, et sort par le pont.

Eh bien ! c'est précisément l'inverse qu'il faudrait réaliser.

L'expérience consignée (*V.* §22 p. 130) montre, à n'en pas douter, combien est défectueuse l'ouverture pratiquée sur les flancs d'un navire, laquelle déverse sans cesse au sein de la cabine et du compartiment correspondant, avec le courant d'air frais extérieur, des tourbillons de miasmes soulevés par la marche du bâtiment.

L'aération, dans l'espèce, effectuée suivant le principe posé par nous, aurait un résultat complètement opposé, puisque, puisant l'air à une hauteur plus ou moins grande et proportionnée à l'agitation aqueuse dépendant de la force du navire, cet air, pénétrant par la partie moyenne du pont, ou bien même encore, par la fenêtre du navire, irait balayer le compartiment et les cabines, dans le premier cas, ou bien, les cabines et le compartiment dans le second cas, pour s'échapper ensuite par une issue opposée à celle de l'entrée.

Le courant d'air, par ce procédé, suivrait une direction de haut en bas, au lieu de pénétrer de bas en haut; en outre, et ceci est le plus important, l'air ventilateur ayant été puisé à une couche de l'atmosphère marine située *au-dessus du tourbillon miasmatique*, cet air arriverait aussi peu saturé de miasmes que possible.

Un tel système d'aération, tout en étant aussi actif que le premier, aurait donc sur celui-ci l'immense avantage d'être réellement efficace.

Pour mettre à exécution le système d'aération dont il s'agit, il suffirait d'employer les manches à vent, usités déjà, et de les adapter, soit à chaque fenêtre latérale du navire, soit encore à la partie moyenne et supérieure du compartiment à aérer, en bouchant, dans ce dernier cas, avec soin, chacune des fenêtres latérales; puis surtout de donner aux manches à vent une hauteur beaucoup plus considérable que celle qu'on leur donne d'ordinaire; hauteur calculée, nous l'avons déjà dit, sur la force et le genre du navire, ou ce qui est la même chose, sur la somme d'agitation aqueuse qu'il procure.

Quels que soient, au surplus, dans ce système, les moyens d'aération mis en usage et qu'il n'est pas de notre compétence de discuter plus au long, tous ces moyens seront bons, à notre avis, pourvu qu'ils satisfassent aux deux conditions ci-dessus énoncées, savoir : un courant d'air marchant de *haut en bas* et prenant sa source *au-dessus du tourbillon miasmatique produit par le navire*.

En résumé, l'accumulation d'un miasme dans l'atmosphère marine une fois admise, et le rôle de cette accumulation, comme cause prochaine du Mal de mer, étant bien compris ; c'est seulement alors qu'il deviendra possible de tirer de l'hygiène appliquée à la construction des navires tout le parti réalisable ; car, seulement alors, il sera permis de procéder avec quelque certitude, en s'étayant de données rigoureuses et précises.

Nous ne doutons pas qu'un jour, pénétré de l'importance de la cause d'insalubrité que nous signalons, et la science, à cet égard, étant devenue plus complète, l'art nautique, en ce qui touche la construction des navires et les procédés de ventilation, n'atteigne une perfection suffisante pour atténuer considérablement, sinon pour supprimer tout-à-fait certaines affections obscures et insidieuses, endémiques sur mer, aujourd'hui, y compris le Mal de mer lui-même !

§ 33. L'immunité à l'influence marine, une fois obtenue (qu'il s'agisse de l'immunité de séjour ou de l'immunité thérapeutique); l'exercice du corps et un régime réparateur sont les adjuvants naturels de cette immunité et la fortifient.

Nous avons montré (*V.* §§ 29 et 31) comment la pratique de la mer, d'une part, et l'emploi du sulfate de quinine, d'autre part, agissaient semblablement sur l'organisme en vue de le mettre en possession de l'immunité à l'influence marine. Nous avons établi (*V.* § 31) en quoi se ressemblaient l'immunité de séjour et l'immunité thérapeutique, et en quoi elles différaient. Enfin nous avons posé en principe *loc. cit.*, que, sur mer, aussi bien que dans toute constitution miasmatique, l'immunité thérapeutique suppléait incessamment l'immunité de séjour, soit que cette dernière fût absente, ou qu'ayant fait apparition, elle vînt à perdre momentanément sa puissance préservative.

La proposition actuelle va compléter ce qui se rapporte à ces deux immunités, en faisant voir que, bien qu'issues d'un concours de circonstances fort différentes, elles se perpétuent et se consolident à l'aide de conditions tout-à-fait semblables.

Quant aux conditions propres à perpétuer l'immunité de séjour, nous avons déjà dit (*V.* § 29) qu'il suffisait d'abandonner, même momentanément, soit la pratique de la mer, soit, par analogie, la contrée miasmatique, pour laquelle on possédait l'immunité, pour voir diminuer et même disparaître l'immunité à l'un et à l'autre de ces milieux.

Il faut donc reconnaître, d'une manière générale, que le séjour perpétue l'immunité gagnée par le séjour.

Enoncer un tel résultat, serait banal à coup sûr, si, par l'analogie à laquelle il conduit à l'égard de l'immunité thérapeutique, il n'aboutissait à une indication pratique importante dont nous aurons à faire application plus tard.

Cette analogie, pour le dire à l'avance,

consiste en ceci, à savoir : que l'immunité thérapeutique, une fois obtenue, l'agent qui a provoqué cette immunité est seul apte à la rendre durable; de là l'indication de persévérer, quoique non malade, dans l'emploi du médicament. Ajoutons que la persévérance, en pareil cas, est d'autant plus indispensable, qu'à l'inverse de l'immunité de séjour, l'immunité thérapeutique (*V.* § 31) est essentiellement temporaire.

Après avoir parlé des conditions propres à perpétuer les immunités de séjour et thérapeutique, voyons quelles sont celles qui sont aptes à fortifier ces deux immunités.

Il y a longtemps qu'on a dit que l'exercice du corps, en activant l'échange moléculaire qui préside à la nutrition, est un puissant moyen de fortifier la santé.

En considérant que l'immunité obtenue par le séjour ou par l'emploi du sulfate de quinine, en tant que cette immunité permet de vivre physiologiquement au sein de l'influence marine ou au sein d'une contrée miasmatique quelconque, n'est autre chose, elle-même, qu'une santé réelle, quoique spéciale; nous pourrons dire, invoquant le résultat précédent : l'exercice du corps, une fois l'immunité acquise, et quelle que soit d'ailleurs la source de cette dernière, en activant l'échange moléculaire qui préside à la nutrition, est un puissant moyen de fortifier l'immunité.

Au sein de l'influence marine, en particulier, l'exercice du corps est, sur mer, des plus limités, à moins qu'on ne comprenne, dans cet exercice, les efforts nécessaires à la manœuvre, auquel cas, l'extension qu'on peut lui donner est assez considérable.

C'est assurément là pourquoi les matelots, en général, jouissent d'une immunité à la mer très prononcée, et supérieure ordinairement à celle des officiers de marine.

Avec l'exercice corporel, et au plus il sera étendu, au plus la nutrition activée exigera une somme plus forte de matériaux nutritifs ; de là, la nécessité, en pareil cas, sur mer comme partout, d'un régime réparateur proportionné à la dépense nutritive.

Nous pourrions borner à ceci le développement de la proposition actuelle, si nous n'avions le désir d'exprimer, en passant, notre pensée sur l'importance que nous pensons qu'on doit accorder au régime alimentaire dans l'espèce.

Et d'abord, la nécessité, sur mer, d'une alimentation suffisante et de bonne qualité, a depuis long-temps préoccupé les esprits ; à preuve qu'on a, de tout temps, reproché à l'alimentation insuffisante et de qualité mauvaise, de créer, sur mer, nombre d'états morbides plus ou moins meurtriers, le scorbut entre autres.

Sans vouloir, le moins du monde, nier l'influence d'une telle circonstance (et d'ailleurs, les considérations qui précèdent montrent assez l'importance que nous attachons au régime en pareil cas), nous pensons toutefois que les auteurs recommandables qui ont formulé le reproche ci-dessus ne se sont pas bien nettement rendu compte du rôle exact joué par la circonstance mise en cause, et, par cela même, ont exagéré ce rôle.

Qu'une nourriture insuffisante et de mauvaise qualité puisse, en mer, comme en tous lieux, occasionner de fâcheux effets sur l'organisme ; c'est chose incontestable. Mais, de là, à produire de toutes pièces un état morbide distinct, uniforme chez tous les malades, en tant qu'invasion, marche, symptômes, etc., sauf l'intensité ; cela ne se comprend pas, cela ne saurait se comprendre.

Et d'ailleurs, que de sujets, autre part que sur

mer, se trouvent, quant au régime, dans des conditions égales ou plus mauvaises encore, qui ne présentent jamais la plus légère atteinte, soit du scorbut proprement dit, soit des affections spéciales au milieu marin !

Si l'on se place au point de vue de la nature miasmatique de l'atmosphére marine, et qu'on tienne scrupuleusement compte du rôle que nous avons accordé tout-à-l'heure au régime, à l'égard de l'immunité, les contradictions ci-dessus disparaissent, et l'on comprend dès lors parfaitement, comment un régime insuffisant et mauvais, en affaiblissant la prédisposition physiologique innée ou acquise, source de l'immunité, livre l'organisme, sans défense, à l'influence délétère marine, laquelle agit dès-lors en toute liberté pour développer tel ou tel état morbide suivant telle ou telle condition de climat, de saison, de parages, etc.; conditions, dans l'espèce, encore fort peu connues.

En résumé, pourvu que l'on se place au point de vue que nous venons d'indiquer, il ressort manifestement que, sur mer, un régime insuffisant et de qualité mauvaise, ne vient qu'en seconde ligne, et à titre de cause auxiliaire seulement du miasme marin.

Si l'on voulait au surplus acquérir la preuve de la vérité de notre assertion, il faudrait supprimer, dans un cas, la nourriture insuffisante et mauvaise, et y substituer une nourriture meilleure ; ou bien supprimer, dans un autre cas, l'atmosphère marine, puis comparer les résultats.

La première supposition s'est réalisée et se réalise tous les jours en mer.

En effet, depuis les progrès accomplis dans l'alimentation, sur les navires, il est constant que les épidémies terribles, qui éclataient autrefois et si fréquemment durant les voyages de long cours, ont singulièrement diminué en gravité et en fréquence.

Peut-on dire cependant qu'elles aient complètement disparu? Non; car elles apparaissent encore de loin en loin, sous une forme ou sous une autre, et apparaîtront ainsi, en ne faisant que s'atténuer ou se remplacer, sans jamais disparaître ; et cela, parce que la cause vraiment essentielle desdites épidémies (le miasme marin) existe aujourd'hui, et existera demain comme autrefois, associé seulement à de meilleures conditions d'hygiène, et voilà tout.

Pour vérifier ce qui arriverait, dans la seconde

supposition, on n'a qu'à lire les nombreuses relations d'épidémies marines, celles de scorbut par exemple ; en faisant cette lecture, on ne peut manquer d'être frappé d'un résultat qui se rencontre mentionné dans toutes les relations ; résultat complètement différent du précédent, et qui est : que dès que les malades débarquaient et mettaient *pied à terre*, l'affection qui, jusque-là avait résisté aux médications les mieux entendues, disparaissaient comme par enchantement, pour reparaître avec le retour sur le navire, et ainsi de suite ; or, remarquez que, dans tout ceci, la nourriture, la plupart du temps, était restée absolument la même, et que, dans les cas où elle avait pu être changée, la promptitude de la guérison ne se montrait pas moins constamment hors de toute proportion avec ce changement.

Dans ces derniers cas, une seule chose, réellement importante, avait été brusquement changée, savoir : le milieu atmosphérique qui, de marin, était devenu subitement terrestre !

Je défie, en effet, qu'on explique d'une manière satisfaisante la prompte guérison qui se manifestait dans les circonstances ci-dessus, autrement qu'en reconnaissant que le malade, en quittant le bord, quittait en même temps l'atmosphère renfermant la cause prochaine de son affection ?

Ces courtes considérations, quelque étrangères qu'elles fussent à notre sujet, étaient nécessaires pour montrer qu'en recommandant, dans l'espèce, l'emploi d'un régime réparateur, nous n'attachons pas à cette recommandation l'importance exagérée qu'on y a attachée jusqu'ici.

Mais que nous recommandons ce régime, parce que, au sein des constitutions miasmatiques tranchées (et à ce point de vue, on le voit, la constitution marine ne saurait faire exception), l'immunité à la cause miasmatique une fois obtenue, l'usage des aliments substantiels et toniques est l'un des moyens les plus propres à fortifier cette immunité en augmentant, du côté de l'organisme, la prédisposition physiologique, appelée communément force réactionnelle ou de résistance.

§ 34 et dernier. Un traitement préventif général, à base de sulfate de quinine, peut être formulé et appliqué avec succès à l'immense majorité des cas de Vertige marin (Mal de mer). L'efficacité d'un tel traitement achève de mettre hors de doute la cause miasmatique de ce mal.

La proposition actuelle s'occupe d'ériger en préceptes immédiatement pratiques les *indications* et les *résultats* énoncés et discutés dans les propositions qui précèdent relatives à la thérapeutique du Mal de mer.

Rappelons succinctement en quoi consistent ces indications et ces résultats.

Indications. Elles sont de deux sortes (*V.* § 32); il y a l'indication principale fournie par l'intoxication elle-même; cette indication se rapporte à la prédisposition subjective morbide en raison de laquelle l'intoxication de l'influx nerveux a éclaté.

Il y a ensuite les indications secondaires (*V. loc. cit.*), fournies par les changements survenus dans les fonctions animales et organiques, changements consécutifs à l'intoxication (vertige, diminution de l'exercice du sentiment et du mouvement, perturbation du tube digestif, etc.).

Résultats. Ceux-ci sont également de deux sortes : il y a le résultat principal, obtenu par l'emploi du sulfate de quinine, sel qui, en échangeant la prédisposition morbide du sujet contre une prédisposition physiologique (*V.* § 31), procure l'immunité et devient ainsi l'agent préservatif et curatif de l'intoxication marine. Ce résultat, on le voit, satisfait à l'indication principale énoncée plus haut.

Il y a ensuite les résultats accessoires, consistant en ce que le repos, la diète et le grand air, en affaiblissant la prédisposition morbide, se constituent d'abord les adjuvants du sulfate de quinine, puis en procurant le repos des fonctions animales et organiques, ainsi qu'un milieu atmosphérique moins miasmatiquement saturé, satisfont aux indications secondaires proprement dites (*V.* § 32).

Ajoutons enfin que l'immunité à l'influence marine une fois obtenue, la continuation du sulfate de quinine, en y joignant l'exercice du corps et un régime réparateur perpétuent l'immunité et la fortifient (*V.* § 33).

La traduction immédiatement pratique de tout ceci nous paraît devoir être formulée de la manière suivante :

PRÉCEPTE I. *Ingérez à courts intervalles, à jeun, ou deux heures après le repas,* HUIT *pilules de sulfate de quinine tartarisé* (1), *deux heures avant l'embarquement.*

PRÉCEPTE II *A votre arrivée sur le bâtiment, et pendant les deux premières heures, adoptez la station étendue, faites diète et occupez le plus possible la partie antérieure et moyenne du pont.*

PRÉCEPTE III. *Au bout des deux premières heures, si l'immunité est* COMPLÈTE, *ingérez une pilule que vous répéterez toutes les deux heures (pendant le jour seulement), en y joignant la promenade sur le pont et une alimentation confortable.*

PRÉCEPTE IV. *Au bout des deux premières heures, si l'immunité est* INCOMPLÈTE, *la marche ultérieure à suivre devra être réglée suivant l'état de la mer et le degré du mal éprouvé par le sujet.*

---

(1) Pour se renseigner sur ce que nous entendons par sulfate de quinine *tartarisé* et le mode de préparation de ce sel (*V.* § 30 et PIÈCES JUSTIFICATIVES, *chap.* IV).

Avant d'arriver à l'application de ces préceptes, montrons qu'ils découlent rigoureusement des données qui précèdent.

Voyons d'abord le précepte 1.

A l'égard de tout mal que l'art peut, à volonté, empêcher ou détruire sur place, la méthode préventive est, à coup sûr, la meilleure. C'est là ce qui justifie notre recommandation relative à l'ingestion du sulfate de quinine (médicament préventif par excellence § 31) deux heures *avant* l'embarquement.

En procédant de cette manière, l'embarquement opéré, il arrivera de deux choses l'une : ou bien l'organisme aidé du médicament résistera complètement à l'influence marine, dès-lors le Mal de mer n'apparaîtra pas et le but sera rempli ; ou bien l'immunité n'étant que partielle, le Mal de mer éclatera, du moins, dans ce dernier cas, l'intensité du mal se trouvant considérablement diminuée permettra au passager de continuer le médicament d'après les règles particulières que nous ferons connaître plus loin.

En négligeant la méthode préventive, on court le risque, le Mal de mer une fois déclaré dans toute sa force, et précisément à cause des vomissements et du découragement extrême qui est leur compagnon habituel, on court le risque, dis-je, que le médicament ne puisse, en aucune manière, être toléré ni même ingéré.

On peut voir, PIÈCES JUSTIFICATIVES, *chap.* III, *obs.* 14, un exemple confirmatif de ce que nous avançons là.

Dans le cas, pourtant, où des circonstances particulières s'opposeraient à l'adoption de la méthode préventive, il faudrait bien se résigner à ingérer le spécifique après l'embarquement ; ceci constituerait alors une méthode particulière dont nous parlerons plus tard.

Quant à l'intervalle de deux heures que nous adoptons comme moyenne du traitement par la méthode préventive, cet intervalle nous a semblé suffisant pour permettre au médicament de développer sa plénitude d'action. Plus long, l'action du médicament aurait pu déjà avoir perdu de sa force ; plus court, cette action n'aurait pas acquis encore un degré suffisant.

Ajoutons que cet intervalle moyen est susceptible de varier dans certaines limites, suivant les individus. Chez les enfants très jeunes, par exemple, et en raison de la promptitude de l'absorption à cet âge, une durée plus courte de moitié serait certainement suffisante Il est inutile de dire que l'inverse devrait avoir lieu dans des conditions opposées.

Nous avons fixé à HUIT, le nombre des pilules, pour la première dose.

Chaque pilule contenant, comme c'est l'ordinaire en médication quinique, un décigramme de sel de quinine, c'est donc 8 décigrammes, soit 16 grains de sulfate de quinine pour la dose totale exprimée en poids.

Cette dose, on le sait, est celle qui est employée d'ordinaire pour l'adulte atteint de fièvre palustre d'intensité moyenne. Cette dose nous a paru nécessaire dans la plupart de nos expériences sur le Mal de mer, bien que, pour quelques-unes (*V.* PIÈCES JUSTIFICATIVES, *chap.* III, *obs.* 9 et 12), 6 décigrammes aient été suffisants, de même que pour d'autres, 10 à 12 décigr. aient suffi à peine.

Pour les enfants, une dose de 4 à 5 décigrammes en 4 à 5 pilules, ou l'équivalent en pommade (1) serait, nous le pensons, une dose

---

(1) Chez les enfants très jeunes, la difficulté de leur faire avaler la forme pilulaire semblerait devoir s'opposer à ce qu'on pût les faire participer au bénéfice de notre traitement du Mal de mer, si le sel de quinine ne présentait l'avantage

convenable (2).

Quel que soit le nombre des pilules exigé par la circonstance, nous recommandons de les ingérer à *courts intervalles*, ce qui signifie de les

---

(chez les enfants très jeunes en particulier) d'être tout aussi efficace, employé sous forme de pommade.

Quant à la préparation de cette pommade et à la manière de l'employer (*voir* PIÈCES JUSTIFICATIVES, *chap.* IV).

(2) L'emploi du sulfate de quinine, en pareil cas, et la dose à laquelle nous le conseillons, ne doivent inquiéter personne, l'expérience nous ayant depuis longtemps démontré l'innocuité parfaite du sulfate de quinine administré dans des limites beaucoup plus larges, comme 15 à 20 décigrammes, par exemple, pris à la fois.

Nous savons que le public, voir même quelques médecins, considèrent le sulfate de quinine comme un médicament dangereux. Or, nous ne saurions le dire assez haut, c'est là une croyance on ne peut plus mal fondée! Quiconque voudra examiner les faits sans prévention, pourra comme nous se convaincre que, dans tous les cas où l'on a adressé des reproches à ce sel, les accidents qui lui ont été attribués eussent pu être rapportés beaucoup plus justement, soit à l'inopportunité, soit au mode vicieux de préparation, soit enfin et surtout, à la maladie elle-même.

Au surplus, si quelque chose devait engager à faire justice du prétendu danger attaché à l'emploi du sulfate de quinine, ce devrait être, à coup sûr, l'usage de ce sel à l'occasion du Mal de mer, et l'état de bien-être et de force qui résulte constamment d'une telle administration bien conduite.

avaler en un espace de temps fort court, comme dix à quinze minutes..

Cette dernière recommandation, tous les praticiens exercés au maniement du sulfate de quinine en comprendront l'importance, eux qui savent combien est différente l'action d'une même dose de sulfate de quinine administrée à longs intervalles, ou d'un seul coup.

La raison de cette différence, expliquée de la manière qui suit, sera d'ailleurs comprise par tout le monde; soit, en effet, une dose de sulfate de quinine déterminée et calculée à produire une somme d'immunité égale à 10? Chaque fraction de cette dose représente donc une fraction correspondante de la somme d'immunité égale à 10; cela étant, et si l'on veut jouir de l'immunité totale, il faut évidemment mettre toutes les fractions de la dose en situation de fournir leur contingent d'immunité, ce qui revient à dire: qu'il faut que la dose entière soit ingérée en une seule fois, ou au moins, à des intervalles très peu distants les uns des autres.

Enfin nous prescrivons d'ingérer le médicament à jeun ou deux heures après le repas. Ceci n'est qu'une application de ce que nous avons reconnu (*V.* § 32) relativement à la diète, en tant que celle-ci, en affaiblissant la prédisposition morbide, et en procurant le repos des organes digestifs, devient un adjuvant du remède principal.

Passons au précepte II.

Les recommandations inscrites dans ce précepte tendent toutes au même but : celui de faciliter l'établissement de l'immunité à laquelle a travaillé et travaille le sulfate de quinine.

Dans ces recommandations, il n'y a rien qui ne soit encore la conséquence rigoureuse des données exposées (*V.* § 32), ainsi qu'on peut s'en convaincre à simple lecture.

Examinons le précepte III.

Dans celui-ci, l'efficacité du sulfate de quinine est réalisée par suite de quoi, la prédisposition morbide a été transformée (*V.* § 31) en une prédisposition physiologique qui n'est autre que l'immunité.

Dès-lors, la scène change, c'est-à-dire qu'au lieu du repos et de la diète qu'il fallait tout-à-l'heure, ce sont des conditions inverses qui deviennent nécessaires, y compris la continuation espacée du sel de quinine; le tout autant dans le but de prolonger l'immunité que pour la rendre plus résistante (*V.* § 33).

Quant à la dose du médicament quinique qu'il est nécessaire de continuer, nous l'avons fixée à une pilule, soit un décigramme toutes les deux heures.

Cette dose et sa répétition sont susceptibles de varier beaucoup, ainsi que nous allons avoir occasion de le dire. Quoi qu'il en soit, ce qu'on peut établir en thèse générale, c'est que la dose de continuation, en pareil cas, ne saurait qu'être (sauf pour des cas particuliers) infiniment plus faible que la dose de début, et cela, parce qu'il s'agit bien moins alors de créer de toutes pièces dans l'économie, une prédisposition harmonique au miasme marin, que d'entretenir cette prédisposition déjà établie.

A l'emploi continué de l'agent quinique, il faut joindre, disons-nous, la promenade sur le pont et une alimentation *confortable*. A l'égard de l'adjectif confortable, il est inutile d'expliquer qu'il ne doit être pris que dans l'acception du fortifiant nécessaire, et nullement dans celle du dispendieux superflu.

Les trois préceptes que nous venons de passer en revue, en tant que satisfaisant rigoureusement aux données du problème, constituent, pour le Mal de mer, un traitement que nous avons appelé *général*, en ce sens, que c'est celui qui convient à tous les cas indistinctement.

Ce traitement employé, il arrivera de deux choses l'une: ou bien l'immunité désirée apparaîtra, il n'y aura plus alors qu'à se renfermer strictement dans l'exécution des trois préceptes.

Ou bien l'immunité sera incomplète; c'est ce dernier résultat que nous avons prévu et pour lequel a été formulé le précepte IV où il est dit: « Au bout des deux premières heures, si l'immunité est *incomplète*, la marche ultérieure à suivre » devra être réglée suivant l'état de la mer et le » degré du Mal de mer éprouvé par le sujet. »

La raison de cette efficacité dans un cas et de cette non efficacité dans l'autre est facile à comprendre.

En effet, si tous les cas de Mal de mer étaient calqués les uns sur les autres, à savoir: qu'ils se produisissent avec des causes d'intensité toujours égales, et dans des conditions subjectives constamment identiques; il n'y aurait pas de raison, le traitement que nous venons de tracer, ayant été une fois couronné de succès, pour que ce même traitement ne dût réussir auprès de tous les cas possibles; la seule obligation, alors, pour assurer la réussite, consisterait à se conformer strictement aux règles une fois posées.

Au lieu de cela, il en est du Mal de mer comme de toutes les maladies connues : c'est que les causes de la maladie restant les mêmes, comme nature, leurs combinaisons réciproques sont tellement variées; d'un autre côté, les conditions physiologico-pathologiques quoique semblables au fond, revêtent des individualités si nombreuses, que tel traitement, taillé, pour ainsi dire, à la mesure d'une individualité ne convient plus à la mesure de l'autre, et ainsi de suite.

Toutefois, s'ensuit-il delà que, pour rendre des services réels, la Médecine ait absolument besoin d'avoir à son service autant de traitements différents que d'individualités malades?

Non certes! car, à ce prix, la Médecine, comme science pratique, serait à tout jamais impossible.

Et pourtant, que de services incontestables ne rend-elle pas chaque jour?

C'est qu'en y regardant de près, une espèce morbide quelconque étant donnée, on s'aperçoit bientôt que les individualités malades de ce groupe, quoique toutes distinctes, rigoureusement parlant, se relient néanmoins entre elles par certains éléments fondamentaux constamment présents au fond et différents seulement par l'intensité, le siége, la durée, la répétition, etc. etc.; toutes différences qui, bien que réelles, n'en laissent pas moins subsister l'élément lui-même. Dès-lors, à supposer que l'art ait intérêt à détruire ou à neutraliser l'action de ce ou de ces éléments, et qu'il ait à sa disposition, dans ce but, les moyens efficaces, il peut agir en toute assurance en se préoccupant seulement des indications fondamentales. Celles-ci remplies, la guérison s'ensuivra forcément ici plus prompte, là, plus lente, ici entière, ailleurs incomplète, etc., la guérison s'ensuivra, en un mot, *suivant toute l'étendue des limites curatives dont chaque cas est susceptible*.

Aspirer à mieux que cela, serait rêver l'impossible.

La conclusion de tout ceci, est que la Médecine, comme science pratique, ne peut et ne doit posséder que des préceptes généraux, applicables ou susceptibles d'être rendus applicables, avec des résultats curatifs divers, à tous les cas sans exception.

Dans l'espèce, les trois préceptes que nous avons nommés: *Traitement général* du Mal de mer, étant posés, voyons comment ils pourront être rendus applicables, avec plus ou moins d'efficacité, à tous les cas de Mal de mer.

Pour cela, il importe de déterminer, au préalable, en quoi peuvent différer les cas de Mal de mer, et de quelle manière il est permis d'exprimer et de grouper ces différences.

Considérons dans ce but, que, quel que soit le nombre des cas de Mal de mer, les variétés de ce mal ne sauraient provenir que de deux sources: *a*. Variétés du côté de la cause prochaine et des circonstances qui s'y rattachent; *b*. Variétés du côté des conditions de développement, c'est-à-dire du côté du sujet.

a. Les premières variétés se rapportent au miasme marin lequel, suivant qu'il agit seul, ou escorté des circonstances accessoires que nous avons signalées (*V*. § 20, 22 et 23), et que ces circonstances sont plus ou moins nombreuses et plus ou moins intenses, fonde une influence miasmatique d'activité différente.

A cet égard, et en ne tenant compte que de *l'agitation aqueuse* qui, parmi les circonstances en question, est la plus capitale de toutes dans l'espèce (*V*. § 22), on peut comprendre assez exactement, ainsi que nous l'avons déjà exécuté (*V*. Pièces justificatives, Chap. III), sous les noms de Mer *bonne*, Mer *passable*, Mer *mauvaise*. toutes les différentes activités principales de l'influence marine contre lesquelles la Thérapeutique peut avoir à lutter.

b. Les secondes variétés sont relatives à la prédisposition du sujet (*V*. § 21), laquelle, en raison de l'âge, du sexe, du tempérament, des conditions de santé ou de maladie et de vingt autres conditions secondaires qu'il serait trop long d'énumérer ici, peut, sans cesser d'être la même en tant que prédisposition pathologiquement favorable à l'influence marine, revêtir une foule de degrés et de nuances.

Quant à ces variétés, il est possible, ainsi que nous l'avons déjà réalisé (*V*. SYMPTOMATOLOGIE, § 6), d'embrasser toutes les nuances de prédisposition qui les caractérisent, sous trois catégories représentant chacune un degré différent d'intensité de la même maladie; de dire, par exemple : toutes choses égales d'ailleurs, à prédisposition *faible*, correspond un Mal de mer au premier degré; à prédisposition *moyenne*, un Mal de mer au deuxième degré; enfin, à prédisposition *forte*, un Mal de mer au troisième degré.

Ceci convenu, rien n'est plus facile maintenant que de réaliser le Mal de mer sous toutes les combinaisons de causes pathogéniques et de conditions subjectives possibles ; il n'y a pour cela qu'à associer, par la pensée, chacun des groupes étiologiques exprimés par : Mer *bonne*, Mer *passable*, Mer *mauvaise*, avec chacune des variétés de prédisposition morbide mesurées par les degrés 1, 2 et 3 du Mal de mer.

Nous allons énoncer, ci-après, ces combinaisons et indiquer, pour chacune, la marche ultérieure à suivre, dans les cas où les préceptes généraux formulés plus haut ayant été appliqués, n'auraient pas été suivis de succès, c'est-à-dire n'auraient pas procuré une immunité complète au bout de la deuxième heure.

Pour plus de commodité à la pratique, nous avons réuni dans un seul Tableau les préceptes généraux déjà formulés, ainsi que l'ensemble des combinaisons morbides marines et des règles particulières qui s'y rapportent.

Nous devons, pour être vrai, déclarer à l'avance que, bon nombre des règles particulières présentées dans le Tableau en question, ont été déduites de données plutôt théoriques que pratiques; et cela, par la raison toute simple que notre expérience en cette pratique spéciale est courte encore.

Nous ne doutons nullement que les expérimentateurs qui, après nous, répèteront nos essais, n'arrivent à étendre et à compléter ces règles ; en cela, il n'y aura rien d'ailleurs que de conforme à la marche habituelle de la science (1).

La marche à suivre pour se servir utilement de ce tableau est des plus simples, et nous pensons qu'elle sera très promptement comprise par tous ceux qui voudront l'étudier avec un peu d'attention.

Ainsi qu'on le voit *(loc. cit.)*, ce tableau présente réunis les préceptes généraux dont nous avons déjà parlé, et les règles particulières auxquelles peut donner lieu l'application généralisée desdits préceptes.

Quiconque veut se préserver du Mal de mer, en se conformant au tableau en question, doit donc, au préalable, quel que soit l'état de la mer, quel que soit le degré de sa prédisposition au mal, en un mot, *dans tous les cas*, exécuter ponctuellement les préceptes généraux I et II.

Cela fait, il arrivera de deux choses l'une :

---

(1) Voir le tableau intercalé entre p. 324 et p. 325 intitulé : *Tableau thérapeutique à l'usage du Mal de mer, traité suivant la Méthode préventive.*

ou bien l'immunité apparaîtra *complète*, ainsi qu'il est dit au précepte III ; dès lors le sujet n'aura plus qu'à se conformer audit précepte III ; ou bien l'immunité fera défaut ou sera seulement *incomplète*, ainsi qu'il est dit au précepte IV, et dans ce dernier cas, le sujet devra recourir immédiatement à l'emploi des Règles particulières annexées au tableau.

Reste à indiquer comment le sujet pourra déterminer sûrement et promptement quelles sont parmi ces règles celles qui lui conviennent ?

Cette détermination, le sujet y réussira d'une manière très simple et en même temps très prompte ; il n'aura pour cela (ainsi qu'il est dit au précepte IV), qu'à noter, d'une part, quel est l'état actuel de la mer, à savoir si celle-ci est *bonne*, *passable* ou *mauvaise* ; puis à apprécier, d'autre part, à quel degré d'intensité le Mal de mer sévit chez lui dans le moment présent, c'est-à-dire si le Mal de mer qu'il ressent est au 1er, au 2e ou au 3e *degré*.

Ces deux points fixés, le sujet pourra aussitôt se placer, par la pensée, dans l'une des cases du tableau, et s'appliquer les règles particulières qui s'y trouvent.

Tableau thérapeutique à l'usage du Mal de mer, traité par la méthode préventive

PRÉCEPTES GÉNÉRAUX.

PRÉCEPTE I.

Ingérez à courts intervalles, à jeun, ou deux heures après le repas, HUIT pilules de sulfate de quinine tartarisé, deux heures avant l'embarquement.

PRÉCEPTE II.

A votre arrivée sur le bâtiment et pendant les deux premières heures, adoptez la station étendue, faites diète et occupez le plus possible la partie antérieure et moyenne du pont.

PRÉCEPTE III.

Au bout des deux premières heures, si l'immunité est *complète*, ingér une pilule que vous répéterez toutes les deux heures (pendant le jo seulement), en y joignant la promenade sur le pont et un alimentatio confortable.

PRÉCEPTE IV.

Au bout des deux premières heures, si l'immunité est *incomplète*, marche ultérieure à suivre devra être réglée suivant l'état de la mer le degré du mal éprouvé par le sujet. (*V. aux* RÈGLES PARTICULIÈRES.)

RÈGLES PARTICULIÈRES.

	MAL DE MER, 1er DEGRÉ.	MAL DE MER, 2e DEGRÉ.	MAL DE MER 3e DEGRÉ.
MER BONNE.	Une pilule toutes les deux heures et continuation du précepte II, jusqu'à apparition de l'immunité, ce qui permettra de se conformer au précepte III. *Si la mer devient mauvaise ou passable on se conformera, suivant le degré du Mal de mer, aux règles exposées à Mer mauvaise ou à Mer passable.*	Une pilule toutes les heures et continuation du précepte II, jusqu'à apparition de l'immunité, ce qui permettra de se conformer au précepte III. *Si la mer devient mauvaise ou passable on se conformera, suivant le degré du Mal de mer, aux règles exposées à Mer mauvaise ou à Mer passable.*	Deux pilules toutes les heures et continuation du précepte II, jusqu'à apparition de l'immunité, ce qui permettra de se conformer au précepte III. *Si la mer devient mauvaise ou passable on se conformera, suivant le degré du Mal de mer, aux règles exposées à Mer mauvaise ou à Mer passable*
MER PASSABLE.	Une pilule toutes les heures et continuation du précepte II, jusqu'à apparition de l'immunité, ce qui permettra de se conformer au précepte III. *Si la mer devient bonne on se conformera au précepte* III *dès que l'immunité aura été obtenue.* *Si la mer devient mauvaise on se conformera, suivant le degré du Mal de mer, aux règles exposées à Mer mauvaise.*	Deux pilules toutes les heures et continuation du précepte II, jusqu'à apparition de l'immunité, ce qui permettra de se conformer au précepte III. *Si la mer devient bonne on se conformera au précepte* III *dès que l'immunité aura été obtenue.* *Si la mer devient mauvaise on se conformera, suivant le degré du Mal de mer, aux règles exposées à Mer mauvaise.*	Trois pilules toutes les heures jusqu'à six pilules e continuation du précepte II. Au bout de ce temps, si l'immunité est apparue o se conformera au précepte III. Dans le cas contraire on attendra l'immunité en continuant une pilule toute les deux heures, station étendue, alimentation légère e peu copieuse prise dans la cabine. *Si la mer devient bonne on se conformera a précepte* III, *dès que l'immunité aura été obtenue.* *Si la mer devient mauvaise on se conformera suivant le degré du Mal de mer, aux règles exp sées à Mer mauvaise.*
MER MAUVAISE.	Deux pilules toutes les heures jusqu'à six pilules et continuation du précepte II. Au bout de ce temps on continuera par une pilule toutes les deux heures, station étendue non permanente, alimentation légère et peu copieuse prise hors ou dans la cabine. *Si la mer devient bonne ou passable on se conformera au précepte* III *dès que l'immunité aura été obtenue.*	Trois pilules toutes les heures jusqu'à six pilules et continuation du précepte II. Au bout de ce temps, on continuera par une pilule toutes les deux heures, station étendue et permanente, alimentation légère et peu copieuse prise dans la cabine. *Si la mer devient bonne ou passable on se conformera au précepte* III *dès que l'immunité aura été obtenue.*	Trois pilules toutes les heures jusqu'à neuf pilules e continuation du précepte II. Au bout de ce temps on continuera par une pilul toutes les heures, station étendue et permanente, potage pris dans la cabine. *Si la mer devient bonne ou passable on se confo mera au précepte* III *dès que l'immunité aura é obtenue.*

Supposons, par exemple, qu'un premier passager ait constaté pour lui : Mer *bonne* et Mal de mer *fort ;* un second passager : Mer *mauvaise*, Mal de mer *faible ?*

Chacun d'eux cherchant dans la colonne de gauche les états bon, passable ou mauvais de la mer ; puis dans la colonne de face les intensités faible, moyenne et forte du mal, lesquelles correspondent d'ailleurs à Mal de mer 1er, 2e, et 3e degré ; chacun d'eux trouvera à la case formée par la réunion des deux colonnes respectives, pour le premier passager (celui de Mer bonne, Mal de mer au 3e *degré) ; deux pilules toutes les heures et continuation du précepte* II *jusqu'à apparition de l'immunité, ce qui permettra de se conformer au précepte* III.

Pour le second passager (celui de Mer *mauvaise*, Mal de mer 1er *degré); deux pilules toutes les heures jusqu'à six pilules et continuation du précepte* II. *Au bout de ce temps on continuera par : une pilule toutes les deux heures, station étendue non permanente, alimentation légère et peu copieuse prise hors ou dans la cabine.*

Ces deux exemples, une fois compris, suffisent à indiquer la marche courante de la pratique dirigée d'après le tableau. Dans tout ceci, on le voit, il n'y a rien que de très simple à saisir et de très facile à exécuter.

Dans le même tableau, chacune des cases affectées aux Règles particulières, contiennent indépendamment de celles-ci, d'autres règles imprimées en lettres italiques.

Ces dernières règles sont destinées, ainsi qu'il est aisé de le comprendre, à parer aux variations si fréquentes que peuvent faire éprouver, durant le cours d'une même traversée, les causes marines du Mal de mer.

C'est ainsi que, tel s'est embarqué avec une mer magnifique qui se trouve assailli, pendant sa route, par une mer mauvaise et réciproquement; il suit de là que celui qui aurait réussi à obtenir l'immunité, grâce à des préceptes employés durant une mer donnée, perdrait cette immunité, dès que la surface marine viendrait à revêtir un état différent.

Dans tous ces cas, où l'influence d'une partie des éléments de la maladie vient à changer, il était nécessaire, pour obtenir un effet thérapeutique sinon identique, du moins proportionnel, que l'activité de la médication variât d'une manière correspondante.

Ce sont ces motifs et d'autres analogues pris

en sens inverse, qui nous ont engagé à donner ce supplément de régles particulières. A la rigueur, le passager, avec un peu de réflexion, eût pu, de lui-même, suivant les cas, opérer ce changement de règles. Nous avons mieux aimé, au prix de quelques redites, faciliter sa besogne et lui laisser moins à faire.

Avant de quitter ce qui se rapporte au présent tableau, nous croyons devoir ajouter certains détails nécessaires à l'intelligence complète de quelques préceptes généraux et de quelques règles particulières qu'il contient.

Le précepte II indique, entre autres choses, d'occuper le plus possible la partie antérieure et moyenne du pont.

C'est là une recommandation qui, nous le savons, ne pourra être observée que par un petit nombre de personnes; la plupart des passagers d'un bâtiment ayant, en effet, leur place désignée d'avance, laquelle se trouve, non sur le pont, mais bien au-dessous du pont, dans les salons ou chambres à cabines.

Cette circonstance est fâcheuse, à coup sûr, et quiconque est comme nous pénétré de l'influence favorable qu'exerce le grand air sur la santé des passagers disposés au Mal de mer, regrettera que les nécessités de l'architecture navale n'aient pu concorder jusqu'ici avec l'obtention de ladite influence. Aussi, est-ce bien moins dans le but d'en obtenir la réalisation immédiate, que dans celui d'en faire sentir l'importance que nous recommandons le séjour sur le pont, et le plus possible, sur la partie antérieure et moyenne du pont. Cette dernière clause a été longuement motivée par nous (*V.* §§ 22 et 32).

Les préceptes III et IV parlent de l'immunité complète et incomplète.

Ici se présente tout d'abord une question : à quels signes peut-on reconnaître l'immunité ?

L'immunité au Mal de mer, comme à toute autre affection, n'est autre chose (ainsi que cela résulte des considérations dans lesquelles nous sommes entré (*V.* §§ 29, 31 et *sq*), que l'harmonie des rapports existant entre une constitution miasmatique donnée (ici marine), et l'organisme vivant au sein de cette constitution ; harmonie de rapports d'où résulte, pour l'organisme : *exercice régulier de toutes les fonctions.*

Partant de là, toutes les fois qu'au bout des deux premières heures, les préceptes généraux I et II ayant été, au préalable, ponctuellement exécutés, le passager se trouvera ou non en l'état qui vient d'être défini, c'est-à-dire qu'il jouira ou ne jouira pas de *l'exercice régulier de toutes ses fonctions*, il pourra être assuré posséder ou ne pas posséder l'immunité indiquée, et se comportera dès-lors conformément aux préceptes III et IV correspondants.

Aux règles particulières, se trouve inscrit, en tête de chaque colonne verticale : Mal de mer 1er degré ; Mal de mer 2e degré ; Mal de mer 3e degré.

Nous avons dit tout-à-l'heure que ces degrés de Mal de mer (lesquels, comme nous l'avons mentionné plus haut, représentent chacun un degré différent de prédisposition individuelle à l'influence marine) correspondaient à des intensités faible, moyenne et forte du Mal de mer.

D'autre part, et puisque pour l'appréciation que le passager peut être appelé à faire de l'intensité de son mal, eu égard au choix des règles particulières à suivre, il importe absolument qu'il connaisse ce que nous entendons par Mal de mer au 1er, 2 et 3e degré ; nous le renvoyons, pour cette connaissance, à SYMPTOMATOLOGIE, § 6, où se trouvent décrits et caractérisés chacun des degrés différents et successifs de l'affection marine.

Dans nos préceptes généraux et nos règles particulières, nous prescrivons d'ingérer les pilules toutes les deux heures et parfois même toutes les heures, tantôt en faisant diète, tantôt avec alimentation. Or, dans ce dernier cas, beaucoup de personnes pourraient être embarrassées de savoir s'il y a quelque inconvénient de prendre les pilules trop près du manger ou du boire; en un mot, s'il est nécessaire d'espacer les pilules de l'alimentation?

A cet égard, nous pouvons certifier qu'il résulte d'expériences très nombreuses faites sur nous-même et sur d'autres, qu'il n'y a pas lieu de s'inquiéter le moins du monde de l'intervalle à mettre entre les pilules et le manger.

Il nous est arrivé très fréquemment, et dans le but d'un simple essai, d'ingérer 6, 8 et même 10 pilules d'un décigramme chaque de sulfate de quinine, tantôt en nous mettant à table, tantôt pendant ou après le repas. Dans tous ces cas, et sauf un *bruissement quinique* plus ou moins marqué, notre digestion, loin d'être dérangée, a semblé souvent se faire mieux et plus vite.

Ainsi donc, sur le bâtiment, les pilules prescrites pourront être ingérées avant, avec ou après le potage ou le repas, suivant l'exigence des doses de continuation, et cela sans jamais donner lieu au moindre inconvénient. Loin de là, ajoutons qu'il serait le plus souvent très inopportun, à cause d'un repas ou d'un potage à prendre, de différer un temps un peu long à faire usage du spécifique. Ce retard, dans la plupart des cas, ne tarderait pas à être suivi de la cessation de l'immunité obtenue et, par suite, de l'arrivée du Mal de mer.

Règle générale: quelque fréquents et impérieux que soient les besoins de manger et de boire, ceux-ci ne devront jamais interrompre l'administration du spécifique telle qu'elle se trouve réglée dans le tableau, pour le cas actuel; pas plus que l'administration du spécifique ne devra empêcher de satisfaire aux besoins de l'alimentation, toutes les fois que la satisfaction de ces besoins se trouvera prescrite.

A titre de derniers renseignements importants à retenir, nous dirons que, dans certains cas exceptionnels, tels que ceux d'une mer très mauvaise ou d'une prédisposition subjective excessive, il pourra arriver que l'exécution même stricte des préceptes et règles formulés au présent tableau, n'empêche pas aux nausées et aux vomissements d'apparaître.

En pareils cas, qu'on se garde bien de discontinuer les pilules; car ce serait s'exposer à perdre tout d'un coup et sans retour une immunité plus ou moins imminente, acquise à grand'peine, immunité que la médication quinique, continuée au contraire avec persévérance, n'eût pas tardé tôt ou tard de procurer certainement.

Tels sont les éclaircissements que nous avions à donner touchant le traitement préventif du Mal de mer, tel qu'il se trouve formulé au présent tableau.

Ce traitement, appliqué avec discernement et avec suite, nous ne craignons pas d'affirmer que, dans la très grande majorité des cas, il se montrera efficace à préserver du Mal de mer durant les traversées de longueur moyenne, comme celle de Marseille à Alger par exemple.

S'il s'agissait de voyages de long cours, le même traitement suffirait encore tant au commencement du voyage que pendant les trois ou quatre premiers jours, plus ou moins, suivant l'état de la mer et la prédisposition du sujet.

Au bout de ce temps, ainsi que nous l'avons rappelé (*V.* § 29), il arrive d'ordinaire que le passager, de moins en moins malade, finit par être tout-à-fait amariné.

Avec notre traitement, le même résultat qui, pour nous, est l'immunité, s'établirait, à coup sûr, infiniment plus vite et, surtout, ne serait pas acheté au prix de trois, quatre et quelquefois huit jours de souffrances extrêmement pénibles.

Le présent tableau, quoique formulé exclusivement en vue de la méthode préventive, pourrait cependant, au moyen des préceptes supplémentaires qui nous restent à faire connaître, servir aux personnes que des circonstances particulières empêcheraient d'adopter cette méthode.

Tout passager qui, à son arrivée sur le bâtiment, n'aura pas exécuté les préceptes généraux I et II, et qui, pourtant, voudra se préserver ou guérir du Mal de mer, devra se coucher et commencer aussitôt l'ingestion des pilules de sulfate de quinine tartarisé, au nombre de 8 pilules prises à courts intervalles, comme toutes les cinq minutes; il devra, en même temps, se mettre à la diète qu'il maintiendra, ainsi que le repos, pendant quatre ou cinq heures de suite.

Au bout de ce temps, si l'immunité apparaît, le passager n'aura plus qu'à se conformer au précepte III du tableau

Au bout du temps dit, si l'immunité n'apparaît

pas ou demeure incomplète, le passager devra consulter l'état de la mer et le degré du mal éprouvé par lui; ce qui le mettra à même de pouvoir agir conformément à l'une des règles particulières formulées *ad hoc* (voir au Tableau).

Nous le répétons encore ici, cette dernière méthode de traitement, quelque soin qu'on apporte à l'exécuter, ne saurait procurer des résultats aussi prompts et aussi satisfaisants que le traitement formulé d'après la méthode préventive.

Les motifs de cette différence ont été longuement exposés (voir plus haut); c'est donc à la méthode préventive telle qu'elle se trouve formulée au tableau (*V.* p. 324), qu'il faudra le plus possible accorder la préférence.

Ici se termine ce que nous avions à exposer touchant le traitement du Mal de mer.

Il nous reste à conclure, en montrant que, conformément à l'énoncé de notre proposition actuelle: « l'efficacité d'un tel traitement achève » de mettre hors de doute la cause miasmatique » de ce mal. »

Pour l'intelligence complète de la démonstration qui va suivre, il est indispensable que nous fassions connaître, sommairement au moins, toute notre pensée sur les *propriétés curatives générales* que nous accordons au sulfate de quinine.

Pour nous, le Quinquina ou sulfate de quinine, comme on voudra, n'est pas seulement, ainsi qu'on le croyait et que le croient encore aujourd'hui beaucoup de praticiens, le médicament obligé des fièvres intermittentes simples et pernicieuses, en un mot, des fièvres typiques; le sulfate de quinine s'adresse ou peut être adressé en outre et avec efficacité égale à tous les états morbides internes, quel que soit leur type, pourvu que ces états morbides reconnaissent pour élément étiologique principal un miasme, et puissent être, à ce point de vue, rangés dans une même classe : celle des intoxications miasmatiques.

Toutes les intoxications miasmatiques, en effet (indépendamment des éléments étiologiques accessoires plus ou moins nombreux et importants qui peuvent ajouter leur action à celle du miasme et créer par là autant de formes morbides distinctes et d'indications thérapeutiques différentes), présentent pour caractère fondamental; nous l'avons déjà énoncé (*V.* § 24): *l'affaiblissement primitif de l'influx nerveux cérébro-spinal*, affaiblissement qui est lui-même le résultat immédiat et constant de l'action stupéfiante qu'exerce le miasme sur la source de l'innervation.

Or, comme agent merveilleusement propre à combattre ce genre d'atteinte portée à l'action des centres vitaux, atteinte qui, pour tous les cas, peut se résumer par ces mots: *stupéfaction nerveuse miasmatique* (localisation et intensité diverses), le quinquina s'offre au thérapeutiste, de là, pour celui-ci, l'indication d'employer le quinquina comme médication, sinon unique, du moins uniforme, toutes les fois que, dans un état morbide donné, la stupéfaction nerveuse dont il s'agit viendra à manifester sa présence, soit à titre d'état morbide principal et primitif, soit à titre de complication importante.

Une telle manière d'envisager l'indication thérapeutique du sulfate de quinine agrandit singulièrement, comme on le voit, le champ d'action de ce dernier qui ne serait plus seulement alors, ainsi qu'on l'a prétendu longtemps: un anti-périodique, mais bien un *anti-miasmatique*, dans toute l'acception du mot, c'est-à-dire anti-miasmatique pouvant être opposé aux intoxications de toutes les formes, primitives ou consécutives, avec ou sans périodicité, de source paludéenne et autre, etc., pourvu qu'elles soient miasmatiques !

Ce n'est point ici le lieu d'étayer, de preuves

pratiques nombreuses et irrécusables, le nouvel ordre d'idées que nous venons d'exprimer à propos de l'opportunité curative générale du quinquina.

Annonçons seulement que les preuves dont il s'agit ne nous feront pas défaut, à supposer que nous tentions plus tard d'élucider ce point important de thérapeutique.

En attendant, et comme acheminement à cette tâche, nous nous contenterons de faire remarquer combien plus vaste devient chaque jour le domaine thérapeutique du sulfate de quinine, médicament qui, à son début, paraissait n'avoir véritablement à faire qu'aux fièvres intermittentes proprement dites, et qui a envahi (depuis la conquête de l'Algérie surtout) toutes les fièvres dites d'intoxication paludéenne, indistinctement et sans exception de type intermittent, rémittent, continu, etc., qui tend maintenant à s'introduire et s'introduira un jour ou l'autre, à n'en pas douter, comme médication sinon unique, au moins principale, dans le groupe des affections typhodes non-seulement de l'Algérie, mais encore de Paris même; sans parler d'autres états fébriles, fièvres rhumatismales, éruptives, etc., dans lesquelles le sulfate de quinine a été essayé souvent et avec succès ; et, enfin, de tous les états morbides où l'étiologie essentielle d'un miasme est accusée et se traduit, au principal ou à l'accessoire, par la stupéfaction nerveuse miasmatique (intoxication des centres nerveux) (1).

Cela posé, et étant admis que le sulfate de quinine est un anti-miasmatique aussi général que nous venons de le dire, on conçoit tout aussitôt, quelle part lui revient dans le traitement du Mal de mer, et comment on peut rationnellement être conduit à l'administrer contre cette affection qui, à l'Étiologie (*V.* §§ 12, 13,

(1) Comme extension plus grande encore au domaine thérapeutique ci-dessus déjà si vaste du quinquina, nous mentionnerons la Peste, la Fièvre jaune, le Choléra asiatique et généralement tous les états morbides plus ou moins calqués à l'énormité sur ces derniers ; états morbides dans lesquels la stupéfaction nerveuse localisée sur les centres nerveux organiques en particulier, et portée au plus haut degré, traduit manifestement l'influence d'un miasme.

Contre toutes ces intoxications colossales, le quinquina n'a encore été essayé que d'une manière incomplète et n'a, pour cette cause et pour d'autres que nous n'avons pas le loisir de signaler ici, abouti qu'à des résultats fort au-dessous de ceux, qu'à notre avis, on était en droit d'en attendre.

14 et *sq.*) comme aux SYMPTÔMES (*V.* §§ 24, 25, 26 et *sq.*) présente une complète analogie avec les intoxications proprement dites.

Voilà pour les propriétés curatives générales du sulfate de quinine.

Maintenant, de ce que le sulfate de quinine est un anti-miasmatique général, il suit que le résultat de son action contre un état morbide quel qu'il soit (si ce résultat est satisfaisant), devient le critérium le plus assuré de l'étiologie essentiellement miasmatique de l'état morbide lui-même.

Donc, puisque le sulfate de quinine prévient et guérit le Mal de mer (*V.* § 30), cette efficacité, ainsi que nous venons de le dire, achève de mettre complètement hors de doute la cause miasmatique de ce mal !

FIN DU MAL DE MER.

CONSIDÉRATIONS SUPPLÉMENTAIRES

sur le mode d'action et les propriétés curatives générales du sulfate de quinine.

Nous demandons à ajouter quelques mots en dehors du travail actuel, destinés à compléter ce que nous avons avancé, un peu sommairement dans les propositions qui précèdent, touchant : *A*. le mode d'action du sulfate de quinine ; *B*. les propriétés curatives générales du sulfate de quinine.

A. Ce n'est point à la légère et dans le seul but d'émettre une théorie plus ou moins spécieuse de l'action du sulfate de quinine, que nous avons avancé à propos de l'efficacité de ce sel contre le Mal de mer (*V*. § 31), que ce sel guérissait ce mal, ainsi que toutes les affections miasmatiques en *changeant la prédisposition* du sujet, prédisposition qui, de pathologique au milieu constitutionnel, était rendue, par-là, temporairement au moins, physiologique à ce milieu.

C'est qu'en effet, de toutes les théories présentées jusqu'à ce jour touchant le mode d'action de sulfate de quinine en pareils cas, aucune ne rend un compte même approximatif des faits observés, tandis que la nôtre les explique, au contraire, d'une façon aussi complète que naturelle.

Un homme, placé au sein d'une contrée palustre, contracte la fièvre?

En premier lieu, si cet homme a contracté sa fièvre, c'est bien en vertu d'une prédisposition personnelle particulière, et la preuve, c'est que le voisin de cet homme, lui, n'a rien contracté de semblable et se porte à merveille.

En présence de résultats aussi opposés obtenus au sein des mêmes conditions d'entourage, il est absolument nécessaire d'admettre, en effet, que les deux hommes en question ne sont pas prédisposés de la même manière; et que la prédisposition du premier, si elle est défavorable, vicieuse, pathologique en un mot, au milieu palustre, la prédisposition du second est favorable, harmonique, le contraire de l'autre et, par conséquent, physiologique audit milieu.

Cela posé, notre fébricitant voulant se débarrasser de sa fièvre, vous lui administrez dans ce but, et suivant les règles de l'art, le sulfate de quinine.

Le jour qui suit la médication (s'il s'agit d'une fièvre quotidienne simple), l'heure de l'accès se passe, rien n'apparaît; le lendemain, le surlendemain se passent encore, rien de plus; décidément notre homme est guéri, la fièvre a cessé; elle a été coupée, dit le vulgaire.

Dans tout cela, qu'a-t-il dû se passer?

Il y a peu de jours, notre homme n'écoulait jamais vingt-quatre heures sans éprouver un accès fébrile; aujourd'hui, voilà qu'il dort, boit et mange, qu'il vaque à ses occupations sans éprouver rien de fâcheux. Or, cependant, il est positif que les conditions d'entourage n'ont pas cessé un seul instant d'être les mêmes.

Ce qui s'est passé? Une chose fort simple.

Il y a peu de jours, notre homme jouissait d'une prédisposition morbide au miasme palustre, qui le mettait dans le cas d'être miasmatiquement empoisonné une fois toutes les vingt-quatre heures ; aujourd'hui que, grâce à quelques grains de quinine, la prédisposition morbide a non-seulement disparu, mais a fait place, en outre, à une prédisposition physiologique audit miasme, l'empoisonnement a disparu à son tour, et la santé a succédé à la fièvre.

En d'autres termes, la fièvre apparaissait par le concours de deux circonstances : le miasme et la prédisposition.

Le miasme, lui, immuable par nature, ne pouvait changer et s'accommoder à la prédisposition du sujet ; il est donc toujours resté le même.

La prédisposition, elle, essentiellement muable, au contraire, pouvait changer ; c'est elle, en effet, qui s'est accommodée au miasme en devenant physiologique à ce dernier, de pathologique qu'elle était d'abord ; ce changement opéré, tout aussitôt la santé a remplacé la maladie.

Maintenant, aussi longtemps que durera la prédisposition physiologique, œuvre du remède ; autrement dit : aussi longtemps que l'immunité thérapeutique subsistera, la fièvre demeurera absente.

L'immunité viendra-t-elle à s'évanouir ? La prédisposition morbide reprenant le dessus, la fièvre rentrera en scène, et ainsi de suite.

De tout ceci, découlent d'eux-mêmes tous les préceptes thérapeutiques sanctionnés depuis longtemps par l'expérience en fièvre palustre, à savoir : de répéter le sel quinique un nombre de fois suffisant pour rendre l'immunité thérapeutique permanente et donner le temps à l'immunité de séjour de prendre des forces (*V.* § 31) ; d'administrer ce sel le plus loin possible de l'accès présumé (si les accès sont très rapprochés), afin de permettre à l'immunité d'être produite dans toute sa force lorsque viendra l'heure présumée de l'empoisonnement ; ou bien de donner ce sel quelques heures seulement avant l'accès présumé (si les accès sont très éloignés), afin d'empêcher à l'immunité de s'évanouir avant l'heure de l'intoxication ; d'ingérer la dose du sel en une seule fois (ceci est une des conséquences de la nécessité d'administrer le sel le plus loin possible de l'accès présumé) dans le but d'obtenir à l'état d'intermittence le summum d'immunité nécessaire pour prévenir une intoxication à summum d'intensité également intermittente, etc., etc.

Une particularité importante, propre au sel de

quinine, particularité sur laquelle nous avons déjà insisté (*V.* § 31), est relative à la double efficacité (préventive et curative) qui appartient à ce médicament.

Cette double efficacité, notre manière de concevoir le mode d'action du sulfate de quinine, l'explique de même parfaitement, en faisant voir (ainsi que nous l'avons exposé. *loc. cit.*) que la guérison procurée par ce sel n'est qu'une conséquence de la *propriété préventive seule inhérente* à ce médicament, en ce sens que ledit médicament, alors même qu'il guérit, *ne guérit que parce qu'il préserve.*

On comprend, en effet, que, du moment où l'action du sel de quinine sur l'organisme a pour résultat constant de changer la prédisposition du sujet, c'est-à-dire de faire cesser le désaccord qui existait entre la cause miasmatique et la prédisposition, et de remplacer ce désaccord par un état harmonique entre la prédisposition et ladite cause, la première conséquence de ce changement, à l'égard de la fièvre existante, est la cessation de cette fièvre ; laquelle, dès-lors, a perdu sa raison d'être et ne saurait pas plus subsister, en présence d'un miasme, sans une prédisposition pathologique à ce miasme, que la santé ne saurait s'établir, dans les mêmes circonstances, sans une prédisposition physiologique audit miasme.

B. Voyons maintenant les propriétés curatives générales du sulfate de quinine.

Nous avons avancé (*V.* § 34), basant notre assertion sur des considérations théoriques et pratiques, que le sulfate de quinine était un *anti-miasmatique* dans toute l'acception du mot, en ce sens que ce sel était apte à combattre toutes les intoxications indistinctement, de source paludéenne ou autre, pourvu qu'elles fussent miasmatiques.

Il nous reste à faire voir que la manière dont nous venons de considérer le mode d'action du sulfate de quinine n'infirme en rien les propriétés thérapeutiques générales accordées par nous à ce sel, et que, loin de là, ce mode d'action (mutation prédispositionnelle) et la qualité anti-miasmatique concordent à merveille et se fortifient mutuellement.

Et tout d'abord, avancer que le sulfate de quinine est l'antidote de tous les miasmes sans exception, semble une assertion plus que gratuite, puisque, s'il est vrai que les miasmes de source différente, soient différents, à certains égards du moins, comment pourrait-il se faire dès-lors qu'un médicament unique, le sulfate de quinine, convînt à tous indistinctement et les combattit tous avec une efficacité constante sinon égale?

Mais remarquez bien qu'en avançant que le sulfate de quinine est un antidote capable de lutter victorieusement contre les miasmes de toutes sortes, nous ne prétendons nullement, ainsi que quelques personnes l'ont avancé à tort, que le sulfate de quinine, pour guérir, neutralise le miasme par une action directe de corps à corps, telle, par exemple, que celle de la magnésie neutralisant l'acide sulfurique d'un empoisonnement.

Non, un tel mode d'action, à en juger par l'observation rigoureuse des faits, n'est pas et ne saurait être celui de la quinine.

Au surplus, le plus simple examen comparatif va montrer qu'entre l'action de la magnésie guérissant un empoisonnement sulfurique, et l'action du sel de quinine guérissant une intoxication donnée, palustre, par exemple, s'il y a parité de résultats curatifs, il n'y a pas parité de conditions curatives.

La magnésie, en neutralisant l'acide sulfurique, guérit un empoisonnement par cet acide, parce que l'action de la cause toxique, une fois produite, ne se reproduit plus; mais la magnésie, en guérissant, ne préserve pas d'un empoisonnement ultérieur, et elle ne saurait en préserver qu'à la condition d'être incessamment administrée.

En est-il de même du sulfate de quinine ? Non, sans doute.

D'abord, ici, le poison, c'est-à-dire la cause miasmatique contre laquelle ce sel est censé agir, ne disparaît jamais, si ce n'est périodiquement, de l'atmosphère ambiante dans laquelle vit le malade.

Il suit de là que, si la quinine guérissait à l'instar de la magnésie, en neutralisant directement le miasme à l'aide d'une action chimique d'un genre ou d'un autre, elle ne pourrait faire cesser l'action de ce miasme qu'étant administrée incessamment et en quantité supérieure à celle du miasme; or, ce n'est pas là ce qui a lieu, puisqu'il est constant que la guérison quinique se prolonge d'ordinaire bien au-delà de l'époque de la cure et se transforme en une immunité réelle.

Encore bien, la quinine procurât-elle une guérison limitée seulement à la durée de l'intervalle de quelques accès quotidiens, qu'en considération, encore une fois, de la présence incessamment périodique du miasme dans l'atmosphère ambiante, et, par suite, de la possibilité constante à des intoxications périodiques nouvelles, qu'en considération, disons-nous, de cette circonstance, il y aurait obligation à reconnaître dans la guérison quinique quelque chose de plus que la neutralisation pure et simple du miasme ou la cure proprement dite ; et ce quelque chose serait une action préventive, courte, il est vrai, mais certaine.

La conclusion à tirer de tout cela, c'est que la quinine, pour guérir, ne neutralise pas le poison à l'instar de la magnésie.

Comment alors le neutralise-t-elle donc ?

C'est à quoi va répondre, d'une manière satisfaisante, notre manière de considérer l'action du sulfate de quinine.

En effet, la magnésie ne guérit, dans le cas ci-dessus, qu'à la condition de changer la nature de l'agent toxique, ce qu'elle réalise en se combinant à lui pour donner naissance à un corps nouveau et inoffensif relativement.

Le sulfate de quinine, lui, pour guérir la fièvre, n'a pas besoin et ne saurait d'ailleurs exercer de modifications chimiques d'une espèce ou d'une autre sur l'agent miasmatique, agent immuable, chimiquement parlant, et auquel il ne s'attaque en aucune manière; ce sel change tout simplement la prédisposition du sujet, et, de cette mutation, résulte, pour le sujet, immunité au miasme immédiatement réalisable, d'où : guérison d'abord, puis préservation ensuite.

On voit donc que si, dans le premier cas, la cause toxique est neutralisée *directement* par la magnésie, dans le second cas, la cause toxique, quoique neutralisée encore, ne l'est qu'*indirectement* par la quinine qui, en agissant sur l'organisme seul, *oblige celui-ci à faire tous les frais de la cure!*

Mais si le sulfate de quinine, dans l'action intime d'où résulte la guérison (laquelle n'est, à proprement parler, qu'une *préservation immédiate*) n'a aucun rapport *direct* avec le miasme, peu importe donc, pour la sûreté de la cure, que ce miasme soit d'origine palustre ou marine; qu'il soit identique à celui du Typhus, de la Peste, du Choléra, ou seulement analogue à l'un de ces derniers; dans tous ces cas, et quelque soit le génie constitutionnel, pourvu que sa nature soit *miasmatique*, l'individu, que sa prédisposition morbide aura rendu malade au sein de ladite constitution, s'il prend de la quinine, guérira ou pourra guérir, par cela seul qu'il se trouvera préservé à la suite de la mutation imprimée à sa prédisposition par l'agent quinique.

En conséquence et étant admis que le sulfate de quinine est un *mutateur thérapeutique* de la prédisposition du sujet, c'est à ce point de vue, et à ce point de vue seulement, qu'il est permis d'avancer que le sulfate de quinine est, d'une manière générale, un *anti-miasmatique* (1)!

Après avoir montré comment s'expliquent mutuellement : le mode d'action du sulfate de quinine (mutation prédispositionnelle) d'une part,

---

(1) En disant que le sulfate de quinine est un *anti-miasmatique*, nous sous-entendons que ce sel est un anti-fébrile et plus encore qu'un anti-fébrile.

On sait qu'en effet, beaucoup d'affections de cause bien évidemment miasmatique, alors que pourtant que la fièvre est absente, sont avantageusement modifiées par le sulfate de quinine.

C'est à ce dernier point de vue que l'expression anti-fébrile, employée pour exprimer toute la sphère d'action curative du sel de quinine, quoique déjà fort large, est évidemment insuffisante et doit faire place à celle anti-miasmatique.

et la propriété anti-miasmatique de ce sel d'autre part, resterait à indiquer, à titre de preuves justificatives de cette double assertion, comment le sulfate de quinine, agent unique, peut réussir à combattre efficacement, sous toutes leurs manifestations diverses, les différentes variétés de miasmes?

Cette question est trop importante pour que, à défaut de développements plus étendus, nous n'entreprenions d'en esquisser du moins les éléments principaux.

A cet effet, nous rappellerons sommairement quelques-unes des propositions formulées par nous dans ce livre (*V.* § 25), tendant à établir :

1° Que les miasmes ont une nature identique (toxique), et exercent sur l'organisme, en vertu de cette nature commune, un effet général qui est : l'intoxication de *l'influx* des centres nerveux ;

2° Que les miasmes, eu égard aux milieux différents qui les produisent, sont au moins de trois sortes : le miasme urbain, le miasme palustre, le miasme marin ;

3° Que les miasmes urbain, palustre et marin, bien que de nature identique, diffèrent entre eux par leur manière d'être particulière qui est :

pour le premier, *continue*; pour le second, *intermittente périodique;* pour le troisième, *atypique ;*

4° Enfin, que les intoxications produites par les miasmes urbain, palustre et marin, quoique de nature identique aussi (intoxication de l'influx des centres nerveux), diffèrent entre elles, conformément à la manière d'être particulière de leur miasme procréateur, c'est-à-dire que ces intoxications sont *continues*, *intermittentes périodiques* et *atypiques*.

Cela posé, nous dirons : puisque les miasmes sont *un* par nature, et ne produisent qu'un seul effet fondamental sur l'organisme, à savoir : l'intoxication de l'influx des centres nerveux; les moyens capables de combattre efficacement les miasmes dans leur effet fondamental sur l'organisme peuvent rationnellement émaner d'un agent thérapeutique *unique*, doué, par conséquent, de la propriété fondamentale d'agir efficacement contre toute espèce de miasme manifesté à l'état d'intoxication, d'être, enfin, dans l'acception générale du mot : un *anti-miasmatique.*

Mais, de même que les miasmes diffèrent entre eux au point de vue de leur manière d'être particulière, et produisent des intoxications en rapport avec cette manière d'être; de même, l'agent thérapeutique ci-dessus (que nous supposons être le quinquina ou sulfate de quinine), en tant qu'adressé aux intoxications, en général, devra varier son mode d'intervention conformément à la variété de manière d'être du miasme générateur.

Ceci autorise à fonder trois modes principaux d'administration du sulfate de quinine, placés en regard des trois formes principales toxiques :

A forme toxique *continue* : médication quinique *continue*.

A forme toxique *intermittente périodique* : médication quinique *intermittente périodique*.

A forme toxique *atypique* : médication quinique *atypique*.

Développons rapidement ces trois médications principales parallèlement aux trois formes principales toxiques auxquelles elles s'adressent.

A forme toxique *continue* : médication quinique *continue*.

Dans cette forme où les moments toxiques (1)

---

(1) Nous appelons *moments toxiques* ces états d'une constitution miasmatique dans laquelle, à un instant donné, le degré de saturation miasmatique de l'atmosphère devient suffisant pour développer, sur l'organisme qui s'y trouve

du miasme (miasme urbain), sauf des différences à l'intensité, sont de tous les jours et de tous les instants, l'intoxication qui en résulte ou la fièvre, est elle-même de tous les jours et de tous les instants, à partir du moment où elle éclate, jusqu'à celui où elle se termine.

Dans ces variétés d'intoxications, qu'à cause de cela on a nommé *continues*, et sauf des différences à l'intensité, au siége, etc., le mouvement fébrile se sur-ajoute incessamment à lui-même, à savoir : qu'un effet toxique n'est pas terminé que sous l'influence de la *permanence de la cause*, un nouvel effet toxique fait apparition

---

plongé, un effet toxique, ou autrement dit : une intoxication.

On ne saurait disconvenir, en effet, qu'au sein de toute constitution miasmatique, et sous l'influence de causes qu'il ne nous est pas loisible d'énumérer, l'accumulation du miasme, au sein de l'atmosphère, varie dans des proportions assez considérables. Cela étant, on ne saurait disconvenir non plus, que, de ces variations, et par rapport à l'organisme qui s'y trouve exposé, les unes sont aptes, les autres sont insuffisantes à développer l'effet toxique.

Or, nous nommons *moments toxiques* d'une atmosphère donnée, toutes les variations d'accumulation miasmatique capables de produire l'empoisonnement de l'organisme plongé au sein de cette atmosphère.

et ainsi de suite jusqu'à ce qu'enfin, si la mort n'arrive, les mutations organiques appelées *Nature*, secondées ou non par les agents thérapeutiques, procurent l'immunité au miasme constitutionnel et, par suite, la cessation de la fièvre et la santé.

A l'égard de ces formes toxiques, si un anti-miasmatique, le sulfate de quinine, vient à être employé, il est clair que son action doit tendre non à rompre brusquement les affinités morbides qui existent entre la prédisposition subjective et la cause miasmatique ; une telle rupture serait impossible en présence de la continuité d'action des moments toxiques, mais bien à modifier peu à peu ces affinités, de manière à obtenir progressivement leur disparition totale : en d'autres termes, il doit faciliter l'accomplissement des mutations organiques de qui seules dépend l'époque de la cessation naturelle de la fièvre, c'est-à-dire l'époque de l'établissement de l'immunité physiologique.

Ici, le sulfate de quinine, pour rendre tout le service réalisable, devra donc être administré à doses *rapprochées le plus possible*, et de plus *continues*, de manière à imiter la permanence des moments toxiques.

A forme toxique *intermittente périodique* : médication quinique *intermittente périodique.*

Dans cette seconde forme où les moments toxiques du miasme (miasme palustre) sont intermittents, l'intoxication qui en résulte ou la fièvre, accomplit son existence totale, c'est-à-dire ses périodes de début, d'état et de déclin dans un temps ordinairement plus court que celui qui sépare un moment toxique du moment suivant, ce qui fait que, la fièvre écoulée, l'état normal reparaît dans toute sa plénitude ; d'autre part, comme les moments toxiques apparaissent et disparaissent à intervalles périodiques, il suit que la fièvre elle-même apparaît et disparaît périodiquement.

Dans ces variétés d'intoxications qu'à cause de cela on a nommé *intermittentes périodiques*, et sauf des différences à l'intensité, au siège, etc., le mouvement fébrile, ici, chaque fois complet et distinct, se reproduit périodiquement sous l'influence *périodiquement permanente de la cause* jusqu'à ce que la mort arrive ou que les mutations organiques (Nature), seules ou aidées des agents médicateurs, procurent l'immunité physiologique au miasme constitutionnel et, par suite, la disparition définitive de la fièvre.

A l'égard de ces formes toxiques, si un antimiasmatique, le sulfate de quinine, est employé, il est clair qu'en raison de l'éloignement des moments toxiques et du retour de l'organisme à l'état normal dans l'intervalle de ces moments, le sel de quinine a beau jeu, s'il sait redoubler d'efforts pendant ledit intervalle où le danger à l'intoxication est nul !

En procédant de cette manière, en effet, ce sel fortifiera l'organisme de toute la somme d'immunité dont ce dernier a besoin pour éviter l'intoxication future, et quand viendra le moment toxique, celui-ci passera inaperçu.

Rappelons-nous, toutefois, que l'immunité procurée par le sulfate de quinine étant essentiellement artificielle et éphémère, parce qu'elle est thérapeutique, de là, la nécessité de répéter l'administration de ce sel un nombre de fois suffisant jusqu'à ce que les mutations organiques procurées par le séjour au sein de la constitution aient fondé une immunité physiologique définitive.

Ici, le sulfate de quinine, pour rendre tout le service réalisable, devra donc être administré à doses *espacées le plus possible* et, de plus, *périodiques*, conformément à la périodicité des moments toxiques.

A forme toxique *atypique :* médication quinique *atypique.*

Dans cette troisième forme où les moments toxiques du miasme (miasme marin), s'éloignent également de la continuité non interrompue et de l'intermittence périodique, sont, en un mot, régulièrement irréguliers (1), l'intoxication qui

---

(1) Dans les constitutions miasmatiques précédentes, les moments toxiques étaient ou continus sans interruption, ou intermittents périodiques.

Dans la constitution miasmatique marine, les moments toxiques sont à la fois, ou tour à tour, continus et intermittents, ces derniers sans régularité.

Les moments toxiques continus se trouvent ici en rapport avec le dégagement incessant du miasme marin dans l'atmosphère ambiante.

Les moments toxiques intermittents du même miasme sont réglés par les vents et les orages maritimes, lesquels, comme on sait, n'ont aucune règle fixe; apparaissant inopinément, cessant au moment où l'on juge qu'ils vont croître, croissant lorsqu'on pense qu'ils vont disparaître, etc.

C'est cette instabilité vraiment unique des moments toxiques marins qui rend raison de l'instabilité toute particulière qui appartient aux affections du domaine maritime : Peste, Choléra, Fièvre jaune, etc., affections qui, en effet, durant leur invasion, tant sporadique qu'épidémique, apparaissent tantôt sous un type tantôt sous un autre ; marchent tantôt avec lenteur, tantôt avec la promptitude de la foudre ;

en résulte ou la fièvre, est elle-même régulièrement irrégulière.

Dans ces intoxications là, qu'à cause de cela nous avons nommé *Atypiques* (*V*. § 25), et sauf des différences à l'intensité, au siège, etc., le mouvement fébrile s'offre, en général, sous l'une des deux variantes suivantes : d'abord, continu pendant un certain temps, le mouvement fébrile est tout-à-coup dominé par un état symptomatique grave, lequel cesse à son tour pour revenir à intervalles non périodiques et ainsi de suite ; d'autres fois, c'est l'état symptomatique grave qui, après avoir débuté à l'instar d'une intermittente pernicieuse, se trouve remplacé brusquement, ou peu à peu, par un mouvement fébrile continu ou subcontinu, etc. Au bout d'une durée des plus variables de l'une ou de l'autre de ces manifestations toxiques, qu'on pourrait appeler *compliquées* et, si la mort ne survient, les mutations organiques (Nature) secondées ou non par les agents

---

éclatent en cent endroits à la fois, pour n'être plus, peu après, qu'à l'état de vestige et réciproquement ; et tout cela, indépendamment, jusqu'à un certain point, des circonstances de saison, de climat, de température, de lieux, etc., comme si lesdites affections se plaisaient à déjouer tous les calculs et toutes les prévisions.

médicateurs procurent l'immunité au miasme constitutionnel, d'où cessation de la maladie, puis santé.

A l'égard de ces formes toxiques, si un anti-miasmatique, le sulfate de quinine, est employé, il est évident que le but de son action doit être double : *primo*, de modifier peu à peu et d'une manière incessante les affinités morbides prédispositionnelles mises en jeu par ce qu'il y a de continu du côté des moments toxiques de la cause miasmatique; *secundo*, de modifier brusquement les affinités morbides prédispositionnelles sollicitées par les moments toxiques intermittents de ladite cause ; seulement, comme ces derniers moments, bien qu'intermittents, ne sont rien moins que périodiques, le sel de quinine, pour agir contre eux et redoubler d'efforts, ne saurait donc, comme pour la forme toxique précédente, choisir tel instant plutôt que tel autre, il doit agir immédiatement et suivant le mode d'intermittence qui, pour le cas actuel, paraît le plus convenable.

Ici, le sulfate de quinine, pour être vraiment efficace, devra donc être administré à doses tout à la fois faibles et fortes : les premières, *rapprochées le plus possible et continues ;* les secondes, *espacées le plus possible et répétées suivant l'urgence du cas ;* de manière à imiter en définitive, et autant que faire se peut, la continuité et l'intermittence irrégulière des moments toxiques.

Telles sont les trois médications quiniques qui nous paraissent devoir présider à la curation des trois groupes morbides: continu, intermittent périodique, atypique, dont l'ensemble constitue la grande famille des intoxications fébriles.

Dans le développement que nous venons de donner de ces trois médications, il va sans dire que nous n'avons pu les envisager qu'au point de vue de leurs préceptes généraux et non sous celui des préceptes particuliers en rapport avec chaque variété d'espèce morbide dans chaque groupe.

Qu'on n'aille pas inférer de ce que nous venons de dire, qu'à notre avis, la seule et unique médication qui convient aux intoxications, quels que soient leur type, leur source, etc., est toujours et partout la médication quinique?

Une telle opinion serait fort éloignée d'être la nôtre.

En avançant que la médication quinique convient à toutes les intoxications indistinctement, nous avons seulement voulu exprimer qu'elle leur convient à titre de médication *principale*; or, celle-ci, en aucun cas, ne saurait exclure la ou les médications secondaires toujours plus ou moins importantes, suivant l'espèce morbide.

Dans toute intoxication, en effet, (ainsi nous l'avons déjà appliqué quelque part, *V.* § 34), il y a deux sortes d'indications : l'indication principale qui résulte de l'intoxication elle-même en tant que phénomène primitif et indépendant de tous les autres.

Cette indication, le sulfate de quinine *seul* est apte à la remplir partout et toujours, nous venons d'indiquer comment.

Il y a ensuite les indications secondaires tirées des désordres de nutrition et de sécrétion consécutifs à l'empoisonnement, y compris l'altération du sang.

Ces autres indications (qui ont bien aussi leur importance, puisque dans maintes occasions elles peuvent à elles seules prolonger l'état morbide, alors même que la quinine a fait disparaître ce qui dépendait directement de l'élément toxique) ; ces autres indications, disons-nous, le sel de quinine est absolument impuissant à les remplir. Ce sel doit donc, en présence de ces dernières, se retirer, ou mieux s'adjoindre les autres moyens thérapeutiques seuls aptes à compléter son action, au même titre que lui-même est seul apte à préparer et à simplifier la leur.

Nous venons de dire, et nous insistons à dessein sur ce point, que, dans toutes les intoxications indistinctement, l'action du sulfate de quinine préparait et simplifiait l'action des autres agents thérapeutiques qu'on lui adjoint ou qui lui succèdent.

A ce propos, qu'il nous soit permis d'exprimer que çà été une grande et déplorable erreur que celle qui, jusqu'ici, a conduit à faire généralement regarder le sulfate de quinine comme étant sans efficacité contre les intoxications fébriles continues (les fièvres typhoïdes entre autres), par cela seul que ce sel, administré contre ces affections, ne donnait lieu, quant à la fièvre, à aucun résultat immédiat, tel que celui qu'il procure dans les fièvres intermittentes par exemple; et que surtout, les lésions consécutives, à savoir : les lésions intestinales, cérébrales, pectorales, en un mot, les lésions en rapport avec la forme anatomique de la fièvre, n'en persistaient pas moins au même degré ou à peu près, pendant les premiers temps de son administration.

Le sulfate de quinine ne pouvait, dans les intoxications continues, donner lieu à un même résultat que dans les intoxications intermittentes ; dans ces dernières, en effet, l'intermittence des moments toxiques, d'où résulte l'intermittence de la fièvre, permet de guérir celle-ci d'une manière intermittente, c'est-à-dire brusque ; d'un autre côté, et à cause même de la courte durée de la fièvre, *la fièvre*, ici, *est la chose principale*, les lésions organiques sont l'accessoire, car elles n'ont pas le temps de faire des progrès durables dans l'immense majorité des cas au moins.

De là, vient que, dans les fièvres intermittentes, le sulfate de quinine peut faire cesser brusquement la fièvre ; et qu'en faisant cesser brusquement la fièvre (qui est ici toute la maladie), ce sel fait disparaître du même coup la totalité de l'ensemble symptomatique et se trouve être, à ce double point de vue et dans toute l'acception du mot, l'agent curatif par excellence.

Dans les fièvres continues, la continuité des moments toxiques, d'où résulte la continuité de la fièvre, s'oppose, nous l'avons déjà dit, à ce que cette dernière puisse être suspendue brusquement un instant même très court ; d'un autre côté, et en raison même de la continuité de la fièvre, les lésions organiques consécutives acquièrent presque toujours une certaine importance, soit comme gravité, soit comme durée.

De ceci résulte que, dans les fièvres continues, le sulfate de quinine, quoique s'adressant encore efficacement à la fièvre, ne saurait néanmoins guérir celle-ci autrement que d'une manière continue et progressive; et que, de plus, (ledit sel ne pouvant rien directement contre les lésions organiques consécutives à la fièvre), ces lésions réclament de toute nécessité une ou des médications particulières.

Il y a pourtant ici cette immense différence que, sous l'*influence continuée* du sulfate de quinine, le sujet malade, perdant peu à peu la prédisposition morbide en vertu de laquelle il est tombé malade, et en vertu de laquelle (plongé qu'il est au sein d'une atmosphère miasmatique permanente), il *reste* malade, ne se trouve plus placé bientôt que sous le coup des lésions consécutives seules, lésions qui, privées désormais de l'influence miasmatique constitutionnelle à titre de complication permanente, suivent alors une marche infiniment plus simple et plus prompte.

C'est là du moins le résultat constant auquel nous sommes arrivé depuis que, dans notre pratique (à Lyon), nous nous sommes imposé pour règle uniforme d'associer la médication quinique *continue* à tous les cas indistinctement de *fièvres continues* que nous avons à traiter.

Maintenant, le sulfate de quinine, si efficace dans les intoxications intermittentes et dans les intoxications continues, le serait-il, *à priori*, d'une manière sinon égale, du moins proportionnelle dans les intoxications que nous avons nommé *Atypiques*, et dont nous plaçons la cause prochaine (le miasme marin) dans l'atmosphère marine ?

Considérant que ce troisième groupe d'intoxications se relie aux deux groupes précédents dont il complète la série, il serait peu philosophique, assurément, de répondre à cette question par la négative !

Bien que nous n'ayons pu rencontrer par devers nous aucun fait pratique à l'appui de l'efficacité ou non du sulfate de quinine dans les fièvres atypiques, dans le Choléra entre autres ; les nombreux essais tentés à cet égard par des auteurs recommandables, essais heureux pour le plus grand nombre, et qui l'eussent été bien davantage encore si l'on eut procédé pour eux d'après des règles fixes et connues d'avance ; ces nombreux essais, disons-nous, joints à l'analogie pressante qui ressort des considérations qui précèdent, nous permettent d'entrevoir, dans un avenir prochain, la confirmation de l'efficacité du sulfate de quinine dans les fièvres atypiques, telles que la Fièvre jaune, la Peste, le Choléra, etc., à la condition expresse, toutefois, qu'une médication quinique *atypique* plus ou moins analogue à celle formulée ci-dessus, leur sera rigoureusement appliquée, et sans préjudice, bien entendu, de toute médication auxiliaire appropriée.

FIN DES CONSIDÉRATIONS SUPPLÉMENTAIRES.

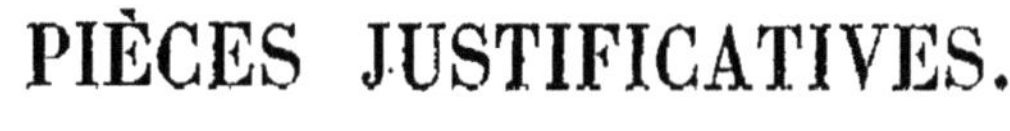

PIÈCES JUSTIFICATIVES.

PIÈCES JUSTIFICATIVES.

CHAPITRE I.

OBSERVATION I.

Le sieur N..... mahonnais d'origine, père d'une nombreuse famille, composée de six garçons et de trois filles, habite Mahon.

A titre de renseignements utiles à connaître, nous dirons que la phthisie tuberculeuse semble être de longue date le partage de la famille de N..., avec cette restriction cependant que l'affection ne sévit à peu près que sur les enfants et petits enfants de souche paternelle et épargne ceux de souche maternelle qui jouissent, au contraire, de la meilleure santé.

Nous passons rapidement les deux premiers enfants, l'un garçon, l'autre fille, qui ne présentèrent rien de particulier à noter et qui, sauf un peu de dyspnée et quelques atteintes plus ou moins récidivées de bronchite, conservèrent une santé sinon robuste, du moins satisfaisante et sont aujourd'hui encore pleins de vie; la fille a 35 ans, le garçon 33 ans; ce dernier habite Alger, depuis plusieurs années, où sa santé s'est encore fortifiée; il est important d'ajouter qu'à l'époque où celui-ci vint fixer sa résidence à Alger, nul symptôme autre que ceux indiqués plus haut n'était apparu du côté des organes respiratoires.

Le *troisième* enfant, du sexe mâle, qui présentait, étant en bas âge, une constitution plus robuste que les deux premiers, vit sa constitution se modifier vers l'âge de puberté, époque à laquelle survint une susceptibilité extrême des organes respiratoires.

A la moindre intempérie, au moindre changement de temps, apparaissait une bronchite, laquelle disparaissait assez promptement. Plus tard, une hémoptysie suivie d'une extinction de voix vinrent se mettre de la partie et durèrent quelques jours.

Sur ces entrefaites, la famille alarmée par des phénomènes d'aussi mauvais augure, consulta plusieurs médecins ; ceux-ci furent unanimes à conseiller l'habitation des pays chauds.

Le sujet s'embarqua et vint à Alger. Pendant la traversée qui fut de six jours, une révolution s'accomplit dans la constitution ; celle-ci se fortifia, et tous les phénomènes ci-dessus disparurent comme par enchantement.

Depuis lors, et bien que la santé ne se soit pas démentie, de temps en temps apparaissent quelques bronchites auxquelles le sujet est demeuré exposé, bronchites qui disparaissent chaque fois assez rapidement. Il y a quelques mois que le sujet, s'apercevant d'une fatigue un peu vive de la poitrine, caractérisée par toux et dyspnée, et craignant le retour des accidents précédents, prit le parti de répéter un moyen qui lui avait si bien réussi une première fois. Dans ce but, il s'embarque sur un voilier et fait plusieurs traversées d'Alger à Mahon. Ce seul exercice, dont la durée fut de 15 jours environ, fut suffisant pour faire disparaître les phénomènes inquiétants et rappeler le précédent état de santé. Ajoutons qu'en présence de l'efficacité réitérée d'un tel moyen, le sujet est parfaitement résolu de le mettre en usage chaque fois que cela redeviendra nécessaire.

Le *quatrième* enfant du sexe mâle, robuste dans son enfance, vit survenir chez lui, vers l'âge de 17 ans, et sans cause connue, une bronchite aiguë qui nécessita : antiphlogistiques, adoucissants, révulsifs, etc. La convalescence fut longue et pénible, et comme la toux persistait, le médecin jugea convenable d'essayer d'un voyage sur mer.

Ce voyage fut mis à exécution et dura un mois; pendant ce temps la santé s'améliora avec rapidité, et le sujet revint complètement rétabli.

Quelques mois plus tard, retour des mêmes accidents que dessus, pour lesquels un second voyage sur mer fut de nouveau décidé; mais cette fois, soit que le sujet répugnât à la mer qu'il craignait beaucoup, soit excès de sensibilité provoquée par la crainte de quitter ses parents en un pareil état, le voyage projeté n'eut pas lieu.

Le malade ne tarda pas à se repentir de cette inobservance, puisque cinq mois après, une hémoptysie survint qui mit, pendant plusieurs jours, la vie en danger.

A l'aide d'une médication convenable, l'accident en question put être arrêté; mais une toux sèche accompagnée d'un affaiblissement progressif leur succédèrent. C'est alors que le malade, pressé par les instances réitérées de son médecin et de sa famille, se décide à partir et part en effet pour Alger.

Durant les quatre jours de la traversée, une amélioration sensible se manifeste, la toux disparaît, l'appétit et les forces reviennent rapidement. Arrivé à Alger en mars 1847, le sujet y passe toute la saison des chaleurs, et, pendant tout ce temps, l'amélioration se prononce tellement que le sujet, se considérant comme entièrement rétabli, rentre dans son pays natal.

Au bout d'un mois de retour au pays, et sans cause apparente, une deuxième hémoptysie, moindre que la première, se déclare ainsi que de la toux; plus tard, l'hémoptysie cesse, mais la toux persiste; plus tard encore, il s'y joint une expectoration abondante qui épuise le malade, puis un petit mouvement fébrile et quelques sueurs nocturnes. Cet état continue ainsi pendant environ deux mois, au bout desquels le dépérissement, augmenté tout-à-coup par une diarrhée colliquative, emporte le malade à l'âge de dix-huit ans et quelques mois.

Le *cinquième* enfant, du sexe mâle, reste bien portant jusqu'à huit mois, époque à laquelle surviennent de la toux et de la dyspnée. Ces symptômes disparaissent à la suite d'un abcès occupant le côté gauche de la poitrine, lequel guérit (ici point de détails, ni sur la nature de l'abcès, ni sur le traitement employé). Au bout de ce temps, la santé se raffermit et, sauf quelques atteintes légères de bronchite, se maintient passable jusqu'à l'âge de douze ans.

Arrivé là, les parents inquiets et voulant éviter pour celui-ci les fâcheux accidents survenus au quatrième enfant, décident d'en faire un navigateur.

Sur ce, on embarque le sujet qui débute par un voyage maritime de trois mois.

Au retour, le changement opéré dans la constitution était tel, que le sujet était devenu méconnaissable; de frêle et débile, le corps était devenu fort et robuste; de lymphatico-nerveux, le tempérament avait passé au bilioso-sanguin prononcé, etc.; bref, grâce à la continuation des voyages maritimes, la constitution s'améliora tellement que le sujet, de retour depuis plusieurs années dans son pays natal, a atteint aujourd'hui l'âge de 26 ans sans ressentir la plus légère indisposition.

Le *sixième* enfant, du sexe féminin, arrive à l'âge de puberté sans accident; sa constitution jusque-là est robuste, son tempérament bilioso-sanguin.

A l'âge de 18 ans, survient une pleurésie aiguë qu'un traitement bien dirigé ne guérit qu'imparfaitement; la toux persiste, les forces ne reviennent qu'en partie et l'aménorrhée continue.

Au bout de plusieurs mois de cet état, une phthisie galopante se déclare, à la suite de laquelle la toux et l'expectoration augmentent, puis surviennent la fièvre, les sueurs et une diarrhée colliquative qui fait périr le malade en moins de trois semaines.

Le *septième* enfant, du sexe féminin, reste bien portant jusqu'à l'âge de la puberté, à part quelque lenteur dans le développement qui n'arriva pas moins à être complet.

L'année ensuite, le sujet est si vivement frappé de la mort de sa sœur, qu'une aménorrhée subite se déclare.

Plusieurs médications sont vainement employées pour faire cesser cet état fâcheux à la suite duquel la santé générale s'altère gravement ; c'est surtout du côté de la poitrine que retentit le contrecoup de l'indisposition aménorrhéique.

Les parents, encouragés par les bons effets des voyages maritimes sur les malades précédents, pressent leur fille de s'embarquer. Celle-ci s'y décide enfin, quoique à contre-cœur, et, au bout d'un mois d'une pratique suivie de la mer, elle revient en santé parfaite.

Deux années plus tard, éclate une bronchite qui est combattue avec un plein succès. Toutefois, dans la crainte du retour des accidents précédents, un second voyage maritime est mis à exécution et dure trois mois.

A la suite de ce voyage, la santé est plus que jamais florissante et se maintient telle pendant plusieurs années. Aujourd'hui, le sujet est demeurée robuste, à part un peu de dyspnée apparaissant au moment des époques menstruelles et disparaissant avec elles.

Le *huitième* enfant du sexe mâle, un peu chétif d'abord, ne tarda pas de présenter tous les attributs d'une santé robuste, état qui se maintint jusqu'à 16 ans.

Dans ces dispositions, et à la suite d'un bain froid pris pendant que le corps était en sueur, le sujet fut pris de pleuro-pneumonie intense qui nécessita un traitement énergique.

Pendant le cours de la convalescence, et dans le but de l'assurer, le voyage d'Alger est mis à exécution.

Durant la traversée qui dure cinq jours, la convalescence prend, en effet, une allure décidée, et le sujet arrive à Alger dans les meilleures conditions.

A trois mois de là, un accès de fièvre s'étant déclaré, accompagné de toux et d'oppression, le transport du sujet à la campagne est jugé nécessaire. En dépit de ce moyen secondé d'une médication convenable, les forces s'éteignent rapidement : la toux, l'expectoration purulente et la fièvre se succèdent sans interruption ; bref, les sueurs et la diarrhée colliquative emportent le malade le neuvième jour.

Le *neuvième* enfant et dernier, du sexe mâle, ne nous occupera pas, attendu son âge tendre, 2 ans aujourd'hui.

CHAPITRE II.

OBSERVATION II.

Mme D..., 52 ans, tempérament bilio-sanguin, santé habituellement bonne, à part de fréquentes indispositions du genre de celle que nous allons décrire, habite depuis plusieurs années l'extrémité Babel-Oued de la partie basse de la ville d'Alger. Sa maison est à cent pas environ de la mer à laquelle elle ne fait pas précisément face; mais la croisée d'une chambre sise au troisième étage et où couche habituellement Mme D..., regarde précisément de ce côté en passant par-dessus une portion de l'esplanade Babel-Oued. Ajoutons, à titre de renseignements utiles à connaître, que Mme D... craint la mer d'une façon horrible (suivant son expression) et que, pendant toutes les traversées au nombre de cinq que Mme D... a faites, que le temps eût été bon ou mauvais et surtout dans ce dernier cas, Mme D... n'a cessé de vomir depuis le commencement jusqu'à la fin du voyage.

Le 25 juin 1847 Mme D... nous fait appeler dans la matinée; nous la trouvons couchée sur son lit à côté duquel est placée une cuvette.

Mme D... nous raconte que, depuis la veille au soir, elle est en proie à un vertige continuel suivi de nausées et de vomissements des plus intenses : « Franchement, ajoute-t-elle, si j'étais en ce moment sur un bâtiment, je croirais avoir le Mal de mer. » Interrogée par nous sur la question de savoir si le malaise actuel avait déjà existé chez elle d'autres fois, Mme D... nous répond que fréquemment elle est prise de vertige plus ou moins marqué et analogue au cas actuel, mais que jamais l'indisposition n'avait été aussi forte ni surtout suivie de vomissements.

Etat actuel. Langue blafarde, soif nulle, appétit nul et répugnance prononcée pour les aliments; nausées à peu près continuelles, vomissements survenant toutes les quinze à vingt minutes, composés de matières muqueuses et de bile; ventre souple, indolent, pas de selle; pouls lent, non développé, peau normale et plutôt fraîche que chaude; intelligence nette, bien que les idées soient lentes et pénibles au dire de la malade. Décubitus dorsal constant et obligé; la malade ne peut se tenir debout, ni même s'asseoir un seul instant sur son lit, sans qu'aussitôt la tête lui tourne et que les vomissements n'arrivent; le mouvement seul des yeux produit presque un résultat égal, ce qui oblige la malade de tenir ceux-ci constamment clos.

Prescription. Potion anti-émétique de Rivière; limonade; diète et repos.

Le 25 *au soir*, même état que le matin; amendement nul sous l'influence des moyens employés. Nous ouvrons la croisée qui donne sur la mer, mais des bouffées d'un vent humide et imprégné de marée nous oblige à la refermer aussitôt. La malade nous fait observer que, soit coïncidence, soit autrement, chaque fois qu'elle a tenté de faire ouvrir sa croisée, son indisposition avait paru s'accroître d'une manière marquée.

Prescription. Potion anti-spasmodique; infusion de feuilles d'oranger; lavements simples; diète.

Le 26 *au matin*, Mme D... nous dit qu'elle a exécuté toutes nos prescriptions de la veille sans en avoir retiré le moindre soulagement. La nuit a été plus mauvaise encore que les précédentes; elle n'a cessé de vomir et n'a pu reposer un instant; il y a eu trois selles diarrhéiques. Ce matin, et malgré que les vomissements se soient un peu éloignés, le découragement et la prostration sont extrêmes, la malade ne cesse de répéter que, si son état ne s'améliore bientôt, elle ne pense pas pouvoir y résister, etc.

La langue est toujours blafarde, quoique un peu rosée à sa pointe; la soif modérée; l'appétit nul; l'épigastre faiblement sensible; le ventre souple; pouls lent, non développé, peau frileuse et sèche; un peu de moiteur pendant les vomissements.

Prescription.

♃ Sulfate de quinine. . . . . 8 décigrammes.
Extrait de laitue. . . . . . q. s.

F. S. A. pour 8 pilules, à prendre une toutes les heures.

Limonade pour boisson; diète; applications chaudes sur le ventre.

Le 26 au soir, l'amélioration est des plus marquées. Six pilules seulement ont été prises; les vomissements ont cessé à partir de la troisième pilule et n'ont plus reparu; sommeil d'une heure environ.

Actuellement, la malade n'a plus ni vomissement ni nausée; elle peut se tourner librement dans son lit, s'y asseoir même, sans rappeler les maux de cœur; cependant le vertige persiste encore un peu, et s'oppose à ce que la malade puisse rester debout et se promener dans sa chambre; dès que cet exercice est essayé, la tête tourne plus fort et les nausées apparaissent; cet accroissement de symptômes disparaît rapidement, dès que la position horizontale est reprise. Langue plus rosée, soif vive; sentiment de défaillance causé sans doute par le besoin de prendre; pouls normal.

Prescription.

♃ Sulfate de quinine. . . . . 4 décigrammes.
Extrait de laitue. . . . . . q. s.

F. S. A. pour 4 pilules.

Ces pilules, ainsi que les deux qui restent, seront prises, une pilule toutes les heures. On donnera deux tasses de bouillon de poulet dans l'intervalle et un peu d'eau rougie ; continuez la limonade pour boisson ; repos.

Le 27 au matin. La nuit a été bonne ; la malade a dormi passablement ; le bouillon a été pris avec plaisir ; aucun vomissement n'a eu lieu. Actuellement, la malade se sent parfaitement disposée et accuse un appétit vif ; elle demande à se lever.

Prescription.

On prendra quatre pilules comme précédemment ; potages et eau vineuse ; promenade modérée dans la chambre.

Le 27 au soir. Les dispositions sont excellentes ; la malade est gaie et dit ne plus se ressentir de son indisposition de la veille ; elle avoue avoir dépassé nos prescriptions du côté du régime et en accuse les exigences de son appétit.

Nous lui conseillons de continuer encore les pilules au nombre de trois avant de s'endormir.

Le 28 au matin. La malade a dormi toute la nuit et se dit complètement rétablie.

Supplément.

Pendant que nous donnions nos soins à la dame en question, nous tenons, de source certaine, que plusieurs personnes d'une maison voisine furent prises, à ladite époque, d'un vertige permanent. Chez une d'elles entre autres, ce vertige s'accompagna d'un dégoût nauséeux qui dura toute la journée du 26 au 27, mais qui n'amena pourtant pas de vomissement.

Observation III.

Au mois de janvier 1848, les 11, 12 et 13 jusqu'au lendemain 14, un orage violent se déclara par un vent N. O. La mer devint furieuse et des vagues énormes soulevées par la tempête couvrirent incessamment le môle d'Alger pendant toute la nuit du 11 au 12 surtout, et la nuit du 13 au 14.

Durant la nuit du 11 au 12, M. C...., demeurant dans le bas de la rue de la Marine, qui s'était couché bien portant, fut pris, vers les onze heures, d'un malaise indéfinissable qui le réveilla; aussitôt un vertige intense se déclare; tout tourne dans sa chambre; puis des nausées et des envies de vomir fréquentes et fortes apparaissent : le malade ne vomit pourtant pas.

Cet état dure jusqu'au matin huit heures, où survient un peu de calme interrompu par une céphalalgie des plus intenses. Sur ces entrefaites, C... nous fait venir, et nous constatons ce qui suit :

Langue humide et naturelle; soif nulle, appétit nul; épigastre et abdomen peu sensibles; pas de selle; moiteur légère de la peau; pouls normal plutôt lent que fréquent. La tête est libre à condition que le malade reste immobile dans son lit; dès qu'il tente de remuer et surtout de s'asseoir, aussitôt survient un vertige intense accompagné de fortes envies de vomir. Il existe, en outre, une céphalalgie très forte.

Le malade ne sait à quoi attribuer son indisposition subite; faute de mieux, il rapporterait volontiers son état de la nuit à une indigestion, mais alors il ne comprend pas que son indisposition ne se soit pas dissipée et surtout qu'il ne puisse faire le moindre mouvement sans rappeler l'étourdissement et les envies de vomir.

Dans le but de temporiser, nous prescrivons : cataplasmes de farine de lin sur l'épigastre et le ventre, infusions chaudes de tilleul, deux demi-lavements simples, repos et diète.

Le 12 au soir. Le malade n'a pu dormir bien qu'il en ait grande envie; le vertige et les nausées continuent au moindre mouvement; la céphalalgie est toujours forte; la peau peu chaude; le pouls à 60 puls., non développé. Un premier demi-lavement a été pris, qui a évacué un peu de matière et a paru amener un peu de soulagement; toutefois, le dérangement pour recevoir et rendre ce lavement et, par suite, le vertige et les nausées que ce dérangement a provoqués, ont tellement fatigué le malade, que celui-ci s'est absolument refusé à se laisser administrer le deuxième.

Nous prescrivons :

℞ Sulfate de quinine . . . . . . 6 décigrammes.
Extrait de laitue . . . . q. s.
F. S. A. pour 6 pilules.

Ces pilules seront prises de la manière suivante : trois pilules coup sur coup ; les trois autres une heure après et de la même manière. Continuez les cataplasmes; limonade cuite ; diète et repos.

Le 13 au matin. Le malade se dit beaucoup mieux. Les pilules ont été très bien supportées. Une heure après les trois dernières, le malade a dormi passablement jusqu'au matin. Actuellement la céphalalgie a disparu, ainsi que les envies de vomir; la langue est humide et rosée; la peau et le pouls sont normaux ; le ventre est indolent ; pas de selle. Nous prescrivons :

℞ Sulfate de quinine. . . . . . . 4 décigrammes.
Extrait de laitue . . . . q. s.
F. S. A. pour 4 pilules

On prendra une pilule toutes les demi-heures. Deux bouillons dans la journée; repos.

Le 13 au soir. La journée a été bonne. Le malade a beaucoup sué; les bouillons ont été trouvés bons. Il y a eu une selle naturelle. Actuellement l'état général est satisfaisant, sauf un peu de vertige encore, lorsque le malade se dresse sur son séant. Nous prescrivons :

Continuez les cataplasmes; tisane de mauve et diète.

Le 14 au matin. La nuit a été extrêmement mauvaise au dire du malade qui nous rapporte que, vers les dix heures, au moment où il allait s'endormir, un vertige plus intense encore que les précédents apparut, à la suite duquel survinrent des nausées et des vomissements violents et très pénibles; le malade vomit trois fois à grand'peine (il est à noter que le sujet ne peut vomir d'ordinaire qu'avec la plus grande difficulté). Chacun des vomissements était suivi de sueur froide avec perte de connaissance pendant quelques secondes. Vers une heure, les vomissements se calmèrent, mais les nausées et le vertige tinrent bon; il s'y joignit, en outre, une céphalalgie intense.

N. B. Il est important de mentionner ici que l'orage dont nous avons parlé au commencement de cette observation, orage qui avait cédé dans la nuit du 12 au 13, reprit une intensité nouvelle dans la nuit du 13 au 14, intensité qui dura, en faiblissant, jusqu'au lendemain.

Etat actuel. Le sujet est couché sur le dos, immobile et les yeux fermés; le moindre mouvement de la tête ou des yeux rappelle le vertige et les nausées. Il n'y a pas jusqu'au bruit causé par la voix des personnes qui parlent autour du lit du malade qui n'occasionne à ce dernier quelque chose d'analogue. La langue est blafarde, molle et humide; la céphalalgie vive; soif nulle; épigastre et abdomen indolents; une selle bilieuse a eu lieu vers le matin; chaleur faible sans sécheresse ni moiteur; pouls à 60 pulsations.

Le malade, interrogé par nous pour savoir s'il n'a jamais éprouvé rien de semblable, nous répond d'abord négativement; puis, au bout d'un instant, ajoute : « Ah !
» je me trompe, j'ai déjà éprouvé cela plusieurs fois en
» ayant le Mal de mer; mais, reprend-il, ceci ne peut
» être la même chose, puisque je suis dans mon apparte-
» ment. A vrai dire, ajoute-t-il encore, à part cette diffé-
» rence, ma maladie actuelle me rappelle absolument ce
» mal ! »

Sur notre demande s'il est sujet au Mal de mer, C... nous répond qu'il le craint au-delà de toute expression, et que cette crainte va souvent jusqu'à l'empêcher d'entreprendre certains petits voyages sur mer le long de la côte, vogages que son commerce réclame impérieusement.

Sur l'insistance du malade qui se refuse à prendre de nouvelles pilules dans la crainte de ne pouvoir les conserver; nous prescrivons le lavement suivant :

♃ Quinquina jaune royal.	30	grammes.
Faites une décoction de	125	grammes.

Ajoutez :

Sulfate de quinine.	12 décigram.
Poudre de gomme arabique . .	q. s.
Teinture de castoreum.	10 gouttes.

M.

Ce lavement sera pris dans une heure et gardé le plus longtemps possible ; limonade cuite ; diète.

Le 14 au soir. La première parole que notre malade nous adresse, moitié riant, moitié plaignant, est qu'il a toujours *son Mal de mer.* Cependant l'amélioration est notable ; les vomissements et les nausées ont disparu ainsi que la céphalalgie ; le malade cause volontiers ; toutefois il ne peut encore s'asseoir sur son lit, sans que le vertige qui persiste toujours à un faible degré n'augmente aussitôt et ne rappelle les nausées.

Le lavement a été gardé complètement. Le malade nous raconte qu'une demi-heure environ après l'avoir pris, il a éprouvé un grand bruit dans les oreilles qui a duré trois quarts d'heure à peu près ; après quoi, les nausées et la céphalalgie ont disparu peu à peu.

A ce propos, le malade nous demande spontanément, attendu l'extrême ressemblance qu'il lui semble exister entre son affection et le Mal de mer, si, par hasard, un lavement composé comme celui du matin aurait une efficacité égale contre ce dernier mal ? « Si cela était, » ajoute-t-il, je n'hésiterais plus à me mettre en route sur » mer, aussi souvent que cela serait nécessaire ! »

Cette question à laquelle nous ne nous attendions nullement, nous fait sourire ; toutefois, n'ayant nulle envie de dire ici toute notre pensée, nous nous contentons de répondre par un *peut-être !*

Dans l'état actuel du malade, nous remarquons : langue molle et humide ; épigastre et ventre souples ; peau naturelle ; pouls très lent, 55 pulsations régulières ; appétit nul.

Considérant que le temps est toujours à l'orage, nous prescrivons :

♃ Quinquina jaune royal	30 grammes.
Faites une décoction de	125 grammes.

Ajoutez :

Sulfate de quinine. . . . . . . 10 décigram.
Poudre de gomme arabique . . q. s.
M.

Ce lavement sera pris dans la soirée et gardé le plus longtemps possible ; limonade ; diète.

Le 15 *au matin.* La nuit a été bonne. Le lavement n'a été gardé qu'une heure. Après l'avoir rendu, le malade s'est endormi d'abord profondément ; réveillé au milieu de la nuit, il lui sembla qu'il allait éprouver de nouveau quelques nausées ; mais ceci n'eut pas d'autre suite, et le sommeil reprit jusqu'au matin.

N. B. (Pendant cette même nuit, l'orage maritime reprit un peu, puis se calma ; le temps était au beau le 15 au matin).

Actuellement, la tête est libre ; le malade peut se mettre sur son séant et n'éprouve plus qu'un vertige très léger sans nausée ; la faiblesse générale est très grande ; la langue rosée ; un peu d'appétit ; la peau est tiède et moite ; le pouls normal. Nous prescrivons :

Un lavement simple ; quelques cuillerées de bouillon d'abord, puis un bouillon une heure après ; limonade vineuse.

Le 15 *au soir.* Continuation du mieux ; plus de vertige ni nausée avec la position assise ; le bouillon a été pris avec plaisir. Nous prescrivons :

Un lavement avec la décoction de quinquina jaune comme dessus, additionné de :

♃ Sulfate de quinine, ... 8 décigrammes.

Le 16 *au matin.* Le lavement a été gardé tout-à-fait. La nuit a été excellente, le sommeil paisible. Actuellement l'état général est bon ; le malade demande à manger et à se lever. Nous prescrivons : potages, eau rougie ; exercice dans la chambre.

Le 17 et jours suivants, convalescence rapide.

N. B. Le 17, le temps, en mer, est redevenu mauvais, mais le vent a changé.

OBSERVATION IV.

Pendant les 11, 12 et 13 janvier 1848, époque où éclata à Alger l'orage mentionné précédemment, l'auteur (qui est très prédisposé au mal de mer) se rendit plusieurs fois près de la jetée et tout près des flots dans le but de jouir du coup-d'œil de la tempête. Or, à chaque fois, et bien qu'il ne s'y arrêtât, au plus, qu'un quart d'heure à peine, il retourna chez lui avec un tournoiement de tête et des nausées des plus manifestes.

Dans la même journée du 11 au 12, une de nos clientes fut visiter une dame de ses amies qui demeurait rue du 14 Juin (rue dont le pied des maisons, d'un côté au moins, est battu par les flots). A son arrivée, elle trouva cette dame couchée sur son canapé en proie à un vertige continuel et vomissant de temps à autre. Cette dame attribuait son mal *à une indigestion qui avait éclaté la nuit précédente !*

(Dans ce cas, comme dans les autres cas analogues, l'indigestion ne fut très certainement que la maladie apparente et non réelle).

Enfin, notre cliente ci-dessus, de retour de chez la malade au domicile duquel elle avait séjourné une demi-heure environ, se sentit prise en route d'un vertige suivi d'envies de vomir tellement intenses, que force lui fut de s'arrêter à notre domicile qui se trouvait sur son chemin. Le repos suffit à dissiper cette indisposition qui n'eut pas d'autre suite.

OBSERVATION IV *bis* (1).

Au mois de janvier 1848, et toujours pendant la durée de l'orage mentionné ci-dessus, le cas suivant se présenta

(1) L'observation qui suit ne se trouve pas mentionnée au texte, par suite d'une erreur de composition reconnue trop tard pour être corrigée.

encore à notre observation et ne fut pas le moins curieux de tous.

Pendant la nuit du 11 au 12, sur les deux heures du matin, on vînt frapper à coups redoublés à notre porte, pour aller visiter M. L...., demeurant à l'extrémité de la rue Bab-Azoun, côté de la mer.

M. L.... est un de nos clients habituels que nous avons soigné quelquefois pour une névralgie faciale dont il souffre de temps en temps, ce qui ne l'empêche pas d'être fort et très robuste.

Nous mentionnerons aussi qu'il résulte de nos conversations fréquentes avec M. L..., que ce dernier craint le Mal de mer au suprême degré.

Or, dans la nuit du 11 au 12, à l'époque ci-dessus, M. L... s'était couché bienportant, comme à son ordinaire, lorsque, vers une heure du matin, il est réveillé par un malaise indéfinissable. Le malade appelle et demande de la lumière; mais il n'a pas plus tôt ouvert les yeux, que tout tourne dans sa chambre; en même temps, des nausées de plus en plus fortes se succèdent avec rapidité et amènent un vomissement, puis deux; chaque vomissement provoque à sa suite un peu de calme qui ne tarde pas d'être interrompu par de nouvelles nausées et ainsi de suite. A notre arrivée, le malade avait déjà eu six vomissements.

Nous trouvons le malade couché sur le dos, les yeux obstinément fermés; la peau est moite sans chaleur marquée; le pouls est à 60 pulsations régulières; la langue molle et humide, l'épigastre et le ventre indolents; pas de selle. Le malade paraît fort effrayé de son état auquel il ne peut trouver de cause plausible; faute de mieux, il croirait volontiers à une indigestion, si, à la suite du rejet de la totalité des aliments pris la veille, les nausées et les vomissements n'avaient continué et ne continuaient de l'assaillir.

Nous nous empressons de le calmer, en lui assurant que son état n'a rien de grave; qu'il s'agit tout simplement d'une atteinte de Mal de mer dont une médication appropriée va bientôt faire justice.

En conséquense, nous prescrivons le lavement suivant :

℞	Quinquina jaune royal	30 grammes.
	Faites une décoction de	125 grammes.
	Ajoutez :	
	Sulfate de quinine	12 décigram.
	Poudre de gomme arabique . .	q. s.
	M.	

Ce lavement sera pris et gardé le plus longtemps possible; limonade; cataplasmes sur le ventre.

Au moment de partir, le malade nous demande si c'est bien sérieusement que nous avons dit qu'il était atteint du Mal de mer? « A la vérité, ajoute-t-il, mon indisposition » me rappelle, à m'y méprendre, tout ce que j'ai éprouvé » tant de fois sur ces maudits bâtiments; mais comment » pourrai-je avoir le Mal de mer, puisque je *suis dans ma* » *chambre*? »

Nous nous contentons de lui faire observer que les croisées de sa chambre à coucher donnent en plein sur la mer, laquelle baigne d'ordinaire le pied de sa maison contre laquelle elle se brise en ce moment avec fracas; puis nous le quittons avec promesse de revenir dans la matinée.

A notre retour, vers les midi, le malade avait quitté sa chambre et s'était rendu dans son salon, où nous le trouvons assis dans un fauteuil. Son état est fort satisfaisant, à part un brisement général causé par la fatigue de la nuit et un vertige marqué, surtout quand le malade veut se lever et promener un peu.

Il nous raconte qu'une demi-heure après avoir reçu notre lavement qui a été complètement gardé, il s'est endormi jusqu'à dix heures. A ce moment, se sentant appétit, il a pris un potage qui a très bien passé.

Nous lui conseillons le repos, une alimentation légère, et l'administration, vers les huit heures du soir, d'un second lavement, composé comme le premier.

Le lendemain, notre malade nous apprend qu'il a exécuté toutes nos prescriptions, et n'a rien éprouvé de fâcheux durant la nuit. Actuellement il se sent parfaitement disposé, sauf un peu de vertige qui ne l'a pas quitté et fait mine de persister.

Bref, et à part ce vertige qui persista pendant quatre ou cinq jours, avant de disparaître tout-à-fait, l'indisposition de M. L... n'eut pas d'autre suite.

Observation V.

M. F...., 45 ans, robuste, de santé habituelle très bonne, craint la mer à un degré fort remarquable ; les traversées qu'il exécute sont toujours pour lui extrêmement pénibles , quelque temps qu'il fasse.

M. F... , qui est artilleur dans la milice d'Alger, ayant été commandé d'exercice un matin du 12 mai 1848, se rendit à cet effet au lieu désigné, lequel se trouvait être les batteries faisant face à l'entrée du port et dont le pied est battu par les eaux de la rade.

N. B. Un vent de mer assez violent pour rendre la mer moutonnante, durait depuis la veille (ainsi que nous nous en sommes assuré nous-même) et soufflait de telle sorte que, placé dans ladite batterie, il arrivait à peu près en ligne droite, humide et imprégné d'odeur de marée.

La manœuvre des pièces (non chargées) dura cinq quarts d'heure environ.

Sur la fin de la manœuvre, M. F..., qui n'était nullement indisposé au commencement de l'exercice, accuse un tournoiement de tête, d'abord léger, puis de plus en plus intense; des nausées s'y joignent, M. F... quitte alors le lieu de l'exercice et retourne chez lui.

Pendant un chemin de dix minutes à peu près, F... est plusieurs fois obligé de s'arrêter pour s'opposer aux vomissements qui menaçent de se déclarer; enfin, arrivé chez lui, F... n'a que le temps de s'asseoir et vomit successivement plusieurs gorgées de bile qui semblent le soulager.

Cependant, un peu après, les nausées recommencent ainsi que les vomissements; sur ces entrefaites, F... se met au lit et nous envoie chercher.

Après nous être fait raconter les circonstances qu'on

vient de lire, nous fûmes aussitôt au courant de la véritable cause du mal, cause que le malade était à cent lieues de soupçonner.

D'un autre côté, dans la pensée qu'en l'absence de la cause, l'indisposition actuelle n'aurait pas de suite plus fâcheuse, nous prescrivons seulement : cataplasmes sur le ventre, limonade, diète et repos.

En effet, les symptômes ci-dessus, s'amendèrent insensiblement et existaient à peine le soir du même jour, à part le vertige qui durait encore et se maintint le lendemain, ainsi que pendant les deux ou trois jours suivants.

Observation VI.

Mme B..., 25 ans, tempérament nerveux très prononcé, de santé habituellement bonne, se rendit, après avoir dîné de fort bon appétit, sur la terrasse de sa maison pour y respirer le frais ; passe-temps qui lui était d'ailleurs habituel. C'était le 5 juin 1848 à sept heures du soir.

N. B. La maison de Mme B... n'est qu'à cent pas du bord de la mer, que sa terrasse domine complètement. Un vent de mer de force modérée régnait depuis la veille et rendait l'atmosphère de la terrasse très fraîche en ce moment.

Au bout d'une demi-heure environ, Mme B... se sent prise d'un malaise indéfinissable; la tête lui tourne; elle se hâte de rentrer dans son appartement, et n'y est pas plus tôt arrivée, que des vomissements intenses se déclarent.

Tous les aliments sont à l'instant immédiatement rejetés; à ceux-ci succèdent quelques gorgées de bile. Mme B... se met au lit. Les vomissements auxquels s'étaient joints une selle diarrhéique se calment peu à peu et ne reparaissent plus que de loin en loin, dans le courant de la nuit et surtout, chaque fois que Mme B... veut se tourner ou se soulever dans son lit.

Mme B..., ayant fini par s'endormir sur le matin, ne se

réveilla que fort avant dans la journée, moment où nous eûmes l'occasion de la voir; les vomissements et les nausées avaient disparu; il ne restait plus que beaucoup de faiblesse et un vertige assez prononcé qui persista encore pendant deux ou trois jours.

CHAPITRE III.

SÉRIE I. — *Mer bonne.*

OBSERVATION VII.

Le sujet (que nous nommerons X...) est fortement prédisposé au mal de mer; il a effectué six traversées à différentes époques, par des temps différents, et a constamment été peu ou beaucoup malade pendant tout le temps de la traversée.

X... s'embarque le 22 juin 1848 sur l'Albatros, vapeur faisant route, par exception, d'Alger à Marseille. C'était à l'heure de midi; une bonne brise, vent arrière, soufflait au départ et tomba peu à peu, à tel point, qu'à la nuit et pendant tout le reste de la traversée qui fut excellente sous ce rapport, un calme plat ne discontinua pas.

X... s'était muni d'une boîte de pilules de sulfate de quinine tartarisé, et avait eu la précaution d'ingérer dix de ces dernières pendant un déjeûner copieux, pris deux heures environ avant l'heure de l'embarquement.

Ci-après, se trouvent relatées, jour par jour et heure par heure, toutes les circonstances du voyage.

Le 22, jusqu'à une heure trois quarts, séjour sur le pont sans aucun malaise.

A une heure trois quarts, un peu de malaise caractérisé par un commencement de vertige suivi de moiteur générale. Le sujet persiste à rester sur le pont.

A deux heures, surviennent quelques nausées; le sujet

persiste encore; enfin les nausées augmentent à tel point, que X... se voit contraint de quitter la place.

X... est à peine arrivé à sa cabine qu'un vomissement se déclare, qui amène le rejet d'une partie des aliments du déjeûner. X... se couche alors, et n'est pas plus tôt étendu, qu'un calme complet fait place à l'indisposition précédente; ce calme dure jusqu'à trois heures.

A trois heures, et bien qu'étant resté couché, X... éprouve le retour d'une partie du malaise précédent; ce malaise augmente et se traduit, à trois heures et demie, par un second vomissement purement bilieux.

X... note que ce vomissement, de même que celui qui a précédé, ont été excessivement faciles et agréables, pour ainsi dire, comparés aux efforts fatigants que ces sortes d'évacuations lui ont toujours fait éprouver en pareilles circonstances.

Dans la crainte du retour indéfini des vomissements, X... ingère quatre pilules coup sur coup.

Cette administration est presque immédiatement suivie d'un calme parfait, accompagné d'un sentiment tout particulier et excessivement marqué de *bien-être*.

A cinq heures du soir, X..., toujours couché et bien disposé, se sent un vif appétit; il demande un potage et quelques fruits qu'il ingère, *in statu quo*, le tout accompagné de deux nouvelles pilules.

A six heures, un second potage est pris avec le même plaisir; après quoi, X... s'endort profondément et tout d'un trait jusqu'au lendemain matin huit heures.

Le 23, à neuf heures du matin, X... prend six pilules dans un peu d'eau sucrée, puis déjeûne peu après à la table commune, de fort appétit; il monte ensuite sur le pont et s'y promène jusqu'à onze heures et demie.

Vers les midi, X... craignant que la continuation trop prolongée de la station verticale et du mouvement ne ramène les nausées, descend dans sa cabine et s'y couche; il n'est pas plus tôt étendu, que le léger vertige qu'il commençait à ressentir se dissipe aussitôt et fait place au bien-être de la veille.

Le milieu de la journée, jusqu'à quatre heures, se passa, tantôt debout sur le pont, tantôt couché.

A quatre heures, X... se met à table et dîne de fort bon appétit, en ayant soin d'ingérer, dans le courant du repas, 5 pilules.

Après le dîner, jusqu'à sept heures, promenade sur le pont, sans aucun malaise; X... va se coucher alors et s'endort d'un sommeil sinon interrompu, du moins paisible et exempt de malaise jusqu'au lendemain huit heures.

Le 24, bien-être complet, avant et après le déjeûner, puis promenade sur le pont jusqu'à midi, heure du débarquement, le tout sans qu'il eût été besoin de recourir un seul instant à la station horizontale ni aux pilules.

N. B. Pendant la même traversée, et quoiqu'elle eût été aussi bonne que possible quant à l'état de la mer et à l'immobilité complète du bâtiment, un quart environ des passagers fut malade, et parmi ceux-ci, plusieurs vomirent à reprises différentes durant les trois jours.

OBSERVATION VIII.

M. B... robuste, tempérament bilio-sanguin, est doué d'une prédisposition excessive au Mal de mer; il a beaucoup navigué, et, dans toutes les occasions, il a toujours été malade et vomit constamment.

M. B... s'embarque le 22 juin 1848, sur le même bateau que l'auteur, après avoir pris, suivant ses conseils, 10 pilules de sulfate de quinine tartarisé avant l'embarquement. Quelques autres pilules en nombre indéterminé furent prises durant la traversée.

Les détails circonstanciés de cette observation n'ayant pu être réunis, nous nous contenterons de dire (résumant ici les propres paroles du sujet de l'expérience, parlant à nous-même), que M. B..., sans avoir été bien portant dans toute l'acception du mot, put accomplir néanmoins la meilleure traversée qu'il eût encore faite; en ce sens qu'il n'eut pas un seul vomissement, mangea modérément et dormit assez bien.

SÉRIE II. — *Mer passable.*

OBSERVATION IX.

M. R..., 45 ans, grand et robuste, tempérament bilieux et qui a fait de nombreuses traversées, est toujours malade sur mer.

M. R... nous raconte comme il suit le degré de sa prédisposition au Mal de mer. « Je n'ai pas plus tôt mis le pied » sur un navire, qu'il faut me coucher aussitôt et demeurer » étendu sur le dos durant toute la traversée. Dans cette » situation, si la mer est bonne, je ne vomis pas et n'ai » qu'un léger vertige et quelques nausées de temps à » autre. Dès que j'essaie de me lever, aussitôt le vertige » augmente et je vomis. Lorsque la mer est forte, la » position horizontale ne s'oppose pas toujours aux » vomissements, mais du moins ceux-ci sont moins » violents et plus supportables. Quant à l'appétit, je » n'en ressens aucun tant que dure la traversée, et, » chose remarquable, la fumée de tabac, que je ne crains » pas le moins du monde, étant à terre, me répugne » au plus haut degré dès que je suis en mer. »

M. R... s'embarque le 16 mai 1848, à 7 heures du soir, sur le *Tartare*, vapeur allant d'Alger à Tenez. La mer est passable, mais le temps est peu sûr. M. R... emporte avec lui une boîte de 20 pilules de sulfate de quinine tartarisé, qu'il doit prendre suivant l'instruction convenue.

Le 18 mai suivant, M. R... nous adresse par écrit le récit circonstancié de son voyage, nous transcrivons sa lettre textuellement ci-après :

Tenez, le 18 mai 1848.

MONSIEUR LE DOCTEUR,

« Comme je vous l'ai promis, j'ai l'honneur de vous » rendre compte du résultat de vos pilules prises, dans » le but de combattre le Mal de mer auquel je suis en » butte chaque fois que je mets le pied sur un navire, » quelle que soit sa force.

» A cinq heures et demie de relevée, j'ai pris six » pilules; à six heures, j'ai pris un léger repas et à sept » heures et quart, j'arrivais à bord du *Tartare* qui n'est » parti qu'à huit heures et demie. D'après l'expérience » que j'ai de la mer, je m'attendais, malgré son calme, » au Mal de mer; mais ayant à cœur d'expérimenter vos » pilules, je suis resté jusqu'à neuf heures sur le pont, » époque à laquelle je commençais à éprouver quelques » malaises. Descendu dans ma cabine, je prends quatre » autres pilules et sans autre indisposition je me couche » et m'endors jusqu'au milieu de la nuit. Quoique je fusse » très bien, dans l'intérêt de l'art, je prends encore deux » pilules et j'ai passé très bien le reste de la nuit. A cinq » heures du matin, voulant essayer ce que j'éprouverais » sur le pont, je prends deux autres pilules avant d'y » monter, et jusqu'à neuf heures j'ai pu y rester, au » milieu *des fumeurs*, sans éprouver la moindre indisposi- » tion, au point que j'ai pu aller, à cette heure, prendre » un petit déjeûner auquel j'ai trouvé mets et vins bons. » A dix heures, je remonte sur le pont où j'ai pu me » livrer avec plaisir, à la contemplation de ce grand » panorama produit par la mer et la terre. Pour m'éviter » le Mal de mer que j'éprouve ordinairement dans la » nacelle pendant les deux kilomètres de traversée du » vapeur au port de Tenez, je prends une dernière » pilule et je suis arrivé à ma destination à midi, sans » aucune indisposition. C'est avec quelques tranches » d'orange que j'ai pris toutes ces pilules.

» Pour mieux vous faire apprécier les conséquences » de cette expérience, je crois à propos d'y ajouter » mon opinion. Si je n'eusse pris ces pilules, vu l'état » calme de la mer, en restant constamment couché » dans ma cabine; je n'aurais pas été malade; mais j'ai » la conviction la plus profonde que c'est au moyen de » vos pilules que j'ai pu déjeûner et me promener sans » inconvénient sur le pont, usages dont j'avais été » rigoureusement privé jusqu'à ce jour, dans pareilles » circonstances.

» Voilà le récit consciencieux de ce que j'ai éprouvé » en faisant usage de vos pilules dans mon voyage sur le » bateau *le Tartare*, d'Alger à Tenez, par un temps » calme mais pluvieux; puissiez-vous en tirer quelque » parti utile à l'humanité.

» Agréez, etc.

» R..... »

Observation X.

M. S...., 34 ans, tempérament nervoso-bilieux, possède une prédisposition si grande au Mal de mer que le séjour seul près des bords de la mer, lorsque celle-ci est un peu forte, ne tarde pas à déterminer chez lui un vertige marqué suivi de nausées.

M. S... s'embarque le 5 juillet 1848, à bord du *Sphinx*, vapeur allant de Marseille à Alger. La mer est forte sans être précisément mauvaise; M. S... emporte avec lui une vingtaine de pilules de sulfate de quinine tartarisé que nous lui avons remises, et prend six de ces pilules deux heures avant de s'embarquer et à jeun.

A son arrivée, M. S... nous fait le récit suivant que nous reproduisons sous sa dictée.

Les 5 et 6, pendant toute la durée du jour et de la nuit, aucune indisposition; M. S... se promène, mange de fort appétit et dort très bien. Enchanté d'un pareil état, M. S... ne songe plus aux pilules et les néglige complètement.

Dans la nuit du 6 au 7, vers les deux heures du matin, M. S... réveillé par un malaise assez fort, saute à bas de sa cabine, et n'est pas plus tôt debout, qu'un vertige intense se déclare; tout tourne autour de lui, une sueur froide, des nausées arrivent, bref, M. S... n'a que le temps de se réintégrer à grand peine sur sa couchette, et là il vomit à plusieurs reprises. Aux vomissements succèdent un état de calme, pendant lequel M. S... se rendort.

Au bout d'un quart d'heure, retour du même malaise et des vomissements, puis retour du calme, et ainsi de suite. M. S... désolé de ne pas entrevoir de terme à tout ceci, et sachant d'ailleurs, par expérience, qu'un pareil état pouvait se perpétuer jusqu'au débarquement qui ne devait avoir lieu qu'à deux heures, songe alors aux pilules et se décide, non sans une grande répugnance, à en ingérer d'abord trois coup sur coup.

Dix minutes s'étaient à peine écoulées, déjà chez M. S... la moiteur se dissipe, les nausées et les vomissements qui faisaient mine de récidiver se suspendent: trois autres pilules sont de nouveau prises de la même façon, et dix minutes après il ne reste plus qu'un vertige léger; M. S... profite de cette amélioration pour se rendre sur le pont et y demeure jusqu'à l'arrivée du débarquement. Lorsque celui-ci eut lieu, tout malaise s'était dissipé depuis longtemps.

N. B. Il faut noter ici que la mer, qui était demeurée passable pendant les 5 et 6 jusqu'au soir, devint et resta fort agitée pendant la nuit du 6 au 7 jusqu'au débarquement.

Observation XI.

Mme L..., 26 ans, tempérament nervo-sanguin, bien portante, craint très fort la mer qui, chaque fois, suivant son expression, la rend comme morte.

Mme L... s'embarque le 15 juillet 1848, sur *le Mérovée*, vapeur allant d'Alger à Marseille, et emporte une provision de pilules de sulfate de quinine solubles, préparées par nos soins; seulement, comme Mme L... avale très difficilement les pilules en général et qu'elle nous déclare ne pouvoir réussir à en prendre un grand nombre coup sur coup, nous lui conseillons d'en avaler au moins trois, deux heures avant de s'embarquer, puis, à son arrivée sur le bâtiment, de se coucher de suite et de continuer aussi régulièrement que possible, une pilule toutes les heures.

N. B. Au moment du départ, la mer moutonnait par une brise de terre assez forte qui ne cessa de souffler que vers le milieu de la nuit.

Nous transcrivons ci-après le récit circonstancié que Mme L... nous a fait tenir de son voyage.

Mme L... n'a pu prendre que deux pilules avant de s'embarquer et s'est empressée, une fois à bord, de se blottir dans sa cabine.

Une et deux heures se passent, au bout desquelles, ne sentant rien venir et croyant n'avoir plus rien à craindre, Mme L... oublie tout-à-fait les pilules.

Bientôt cependant, Mme L..., qui n'était pas inexpérimentée de ce côté, éprouve le vertige et la moiteur avant-coureurs des nausées et des vomissements. Croyant d'abord que cela se dissiperait, Mme L... patiente jusqu'à ce qu'enfin les maux de cœur deviennent tellement pressants, qu'un vomissement survient, puis deux.

Cette fois, Mme L... réunit son courage à deux mains, dit-elle, et, profitant d'un court répit, ingère une pilule qu'elle retient à grand'peine.

Les vomissements paraissent reculés, mais les nausées persistent, une deuxième pilule est de nouveau avalée au bout d'une demi-heure, puis une troisième au bout du même temps; l'état normal semble alors rétabli; il est quatre heures, Mme L... demande un potage qu'elle ingère avec plaisir et sans quitter la position étendue; ce potage passe très bien.

A six et sept heures, deux autres pilules sont prises, après quoi le sujet s'endort jusqu'au matin.

Le 16, continuation des pilules au nombre de cinq, suivant l'ordonnance, et ingestion de quelques aliments. Dans l'après-midi, Mme L... se sent si complètement bien, qu'elle ne peut résister au désir de se lever; elle monte sur le pont où elle passe deux heures, au bout desquelles elle s'empresse d'aller se coucher par prudence.

La nuit du 16 au 17 fut analogue à la précédente.

Le 17, jusqu'à une heure où le débarquement s'opéra, Mme L... prit encore trois nouvelles pilules, déjeûna dans sa cabine de fort bon appétit, finalement mit pied à terre sans aucun autre nouveau malaise.

Mme L... termine en nous certifiant qu'elle est enchantée de notre remède et qu'elle n'aurait jamais cru pouvoir, à son aide, faire une aussi bonne traversée.

SÉRIE III. — *Mer mauvaise.*

OBSERVATION XII.

M. B... robuste, tempérament sanguin, 36 ans, s'embarque le 23 novembre 1847, à huit heures du soir, sur *le Ténare*, vapeur faisant route d'Alger à Ténez.

M. B... nous raconte qu'il craint beaucoup la mer et qu'il est toujours malade; à preuve que toutes les traversées qu'il a faites, et qui sont nombreuses, ont été pour lui l'occasion de malaises plus ou moins forts. M. B... nous expose, en outre, que sur mer son état est, en général, supportable, à la condition expresse, toutefois, qu'il reste couché, et ne mange pas. Dès qu'il se lève, ou mange, son indisposition redouble et les vomissements éclatent. M. B... qui est grand fumeur, ajoute que, dès qu'il est en mer, il éprouve la plus grande aversion pour l'odeur et la fumée du tabac qu'il ne peut supporter d'aucune façon.

Vingt pilules de sulfate de quinine solubles sont remises par nous à M. B... avec instruction.

N. B. Au moment fixé pour le départ, l'état de la mer, depuis plusieurs jours, était tel, qu'on fut obligé de le différer d'un jour entier; le lendemain, lorsque le départ eut lieu, la mer, quoique praticable, était encore très mauvaise.

A son retour, M. B... nous communique lui-même les notes qu'il a prises pendant son voyage et que nous résumons dans le récit suivant:

Cinq quarts d'heure avant l'embarquement, M. B... a ingéré 3 pilules coup sur coup.

Arrivé sur le pont à huit heures du soir, M. B... reste à s'y promener jusqu'à 9 heures sans éprouver la moindre incommodité; puis se couche libre et dispos.

Au milieu de la nuit, M. B... se réveille avec un malaise vertigineux accompagné de sueur froide et de nausées intenses; se souvenant alors des pilules, M. B... en avale une, puis deux; peu après, le mal de cœur disparaît, le vertige se dissipe et le malade se rendort comme devant, jusqu'au lendemain matin.

N. B. Durant cette nuit, l'état de la mer, déjà fort mauvais, empira encore vers une heure et resta tel jusqu'au matin.

Au réveil, M. B... prend quatre ou cinq pilules (le nombre ici ne fut pas noté très exactement) peu après, se sentant bien disposé, M. B... quitte sa cabine, monte sur le pont et là *fume,* se promène, cause, puis déjeûne d'excellent appétit, absolument, dit-il, comme s'il se fût trouvé à terre.

Bref, M. B... débarqua le jour même à midi, sans autre indisposition. le nombre total des pilules consommées fut de 14.

N. B. Pendant son retour, qui eut lieu par mer encore, M. B..., ayant égaré par mégarde les pilules restantes, fut indisposé à peu près comme d'habitude, quoique l'état de la mer fût moins mauvais que pour l'aller.

OBSERVATION XIII.

Notre excellent confrère et ami M. le Dr A..., ayant un petit voyage à faire sur mer au mois de juin 1848, nous proposa d'essayer sur lui-même l'effet de nos pilules contre le Mal de mer.

M. le Dr A... craint extrêmement la mer, il a été malade et a vomi chaque fois qu'il a navigué.

M. le Dr A... prend 6 pilules dans du café au lait, fort peu de temps avant le moment de l'embarquement. Ici, attendu la grande prédisposition au Mal de mer et le mauvais état de celle-ci qui moutonnait fortement ce jour-là, nous avons pensé depuis, que, pour rendre le résultat plus favorable, il eût été nécessaire de prendre au moins

8 pilules et surtout de les prendre plus à l'avance, deux heures environ.

Quoi qu'il en soit, les circonstances du voyage furent les suivantes: une demi-heure après l'embarquement, notre confrère ressentit du mal de tête, du dégoût, un peu de vertige et quelques faibles nausées; cet état se maintint invariablement tant que dura la traversée, qui ne fut que de quelques heures, et se continua même étant à terre. Dans tout ceci, il est à noter qu'aucun vomissement n'apparût et que M. le Dr A... put causer et se tenir constamment debout.

Au dire de notre confrère, que nous laisserons parler pour l'appréciation du résultat de cette expérience « le » seul résultat des pilules que j'ai ingérées a été d'empê- » cher les vomissements qui eussent très certainement fait » apparition, et cela pour deux motifs : le premier, parce » que, durant d'autres traversées meilleures que celle-ci, » j'ai vomi constamment; le second, parce que le vomis- » sement, chez moi, est des plus faciles. »

OBSERVATION XIV.

Mme N..., 30 ans, très robuste, tempérament bilioso-sanguin, craint la mer à un degré excessif; la preuve est qu'elle vomit par les plus beaux temps, et qu'à l'occasion d'une dernière traversée, pendant laquelle la mer fut mauvaise, Mme N... nous raconte que, depuis le commencement jusqu'à la fin, c'est-à-dire durant trois jours entiers, ce ne fut qu'un évanouissement continuel entrecoupé d'efforts de vomissements impossibles à décrire.

Mme N... s'embarqua le 20 juin 1848, à midi, sur *le Sphinx*, allant d'Alger à Marseille, la mer est houleuse et le vent fort.

Mme N... est munie de pilules de sulfate de quinine solubles, qu'elle a soin de prendre au nombre de 10 en mangeant, et deux heures avant de s'embarquer. Ajoutons que, par rapport au mauvais état de la mer et à la prédisposition extrême du sujet, nous avions recommandé à

Mme N... de se coucher en mettant le pied sur le navire.

Mme N... se sentant très bien disposée en arrivant à bord, et dans le but irréfléchi de mieux faire l'expérience, persiste à se promener sur le pont, en dépit du mauvais état de la mer,

Trois heures environ se passent ainsi sans trop d'inconvénients, lorsque, tout-à-coup, éclate un vertige intense; Mme N... chancelle et vomit coup sur coup, sans même avoir eu le temps de changer de place. On aide à Mme N... à se mettre dans sa cabine; les vomissements continuent le long de la route, persistent dans la cabine, bref, l'indisposition ainsi commencée, et sauf quelques légers répits, ne discontinua qu'avec l'arrivée du sujet à Marseille. Ajoutons qu'il résulte des déclarations de Mme N... que, dans le court intervalle des faibles améliorations qu'elle éprouva, le dégoût nauséeux fut, chez elle, tellement prononcé, qu'elle ne put prendre sur elle de se décider à avaler une seule pilule.

CHAPITRE IV.

SULFATE DE QUININE TARTARISÉ.

Pour préparer le sulfate de quinine tartarisé :

℞	Sulfate neutre de quinine.	5 parties.
	Acide tartrique en poudre.	3 parties.

Jetez les deux poudres dans un mortier de porcelaine, et triturez jusqu'à mélange intime (pendant dix minutes environ); cela fait, placez le mélange dans une capsule de verre et abandonnez-le à l'air libre dans un endroit frais, pendant vingt-quatre heures environ.

Au bout de ce temps, vous trouverez une masse résineuse d'un jaune pâle, prenant aux doigts et très malléable. Cette masse a une saveur amère très prononcée: projetée dans l'eau, à la température ordinaire, elle s'y fond absolument comme du sucre.

Pour préparer un nombre déterminé de *pilules* de sulfate de quinine tartarisé, chaque pilule devant contenir un décigramme de sel de quinine, on prendra autant de décigrammes de sulfate de quinine que de pilules à préparer, puis une quantité d'acide tartrique dans la proportion des $^3/_5$ comme dessus.

Si l'on voulait préparer 20 pilules, par exemple, la formule serait la suivante :

♃ Sulfate de quinine. . . . . . 20 décigrammes.
Acide tartrique en poudre. . 12 décigrammes.

Après avoir opéré sur cette double quantité, comme il est dit ci-dessus, le produit résultant n'aurait plus qu'à être divisé à la manière ordinaire en 20 parties égales ou pilules.

Nota. Les pilules de sulfate de quinine tartarisé attirent fortement l'humidité de l'air, ce qui oblige de les tenir dans une boîte bien fermée et placée dans un lieu sec. Il est indispensable, en outre, d'entourer lesdites pilules d'une grande quantité de poudre de guimauve, afin de diminuer leur état hygrométrique et les empêcher d'adhérer ensemble.

POMMADE DE SULFATE DE QUININE TARTARISÉ.

♃ Sulfate de quinine tartarisé. . 32 décigrammes.
Eau. . . . . quelques gouttes.
Axonge fraîche. . . . . 16 grammes.

Placez dans un mortier de porcelaine et triturez jusqu'à homogénéité complète.

Si l'on ne possédait pas du sulfate de quinine tartarisé tout préparé, on pourrait obtenir immédiatement la même pommade en procédant comme il suit :

♃ Sulfate de quinine. . . . . . . 20 décigrammes.
Acide tartrique en poudre . . 12 décigrammes.

Placez dans un mortier, triturez avec quelques gouttes d'eau, et ajoutez :

Axonge fraîche. . . . . 16 grammes.

Triturez de nouveau jusqu'à union complète.

Pour se servir de cette pommade, il faut en prendre sur le bout du doigt, gros comme un fort pois, puis porter le doigt ainsi chargé sous le creux de l'aisselle et frictionner pendant un quart de minute. Une friction semblable devra toujours être pratiquée successivement sous l'une et l'autre aisselle; chaque double friction devra être répétée au plus tôt toutes les demi-heures, au plus tard toutes les deux heures, suivant l'urgence du cas.

Chez *l'adulte* qu'on voudrait préserver du Mal de mer, il faudrait pratiquer au moins six doubles frictions à la distance d'une demi-heure les unes des autres, la dernière, une heure avant l'embarquement. Cela fait, arrivé sur le bâtiment, on se comporterait comme il est dit au Tableau (V. pag. 324), en remplaçant les pilules par un nombre égal de doubles frictions.

Chez *l'enfant en bas âge* qu'on voudrait préserver du même mal, deux ou trois doubles frictions à la distance d'une demi-heure, la dernière, pratiquée une demi-heure avant l'embarquement, seraient suffisantes. Arrivé sur le bâtiment, on se comporterait, pour la répétition des frictions, la diète, en un mot, pour la marche à suivre, suivant l'état de la mer et le degré de malaise du sujet.

Ici, les observations nous faisant défaut, nous ne pouvons tracer de marche certaine; c'est sont donc là de nouvelles expériences à faire.

FIN DES PIÈCES JUSTIFICATIVES.

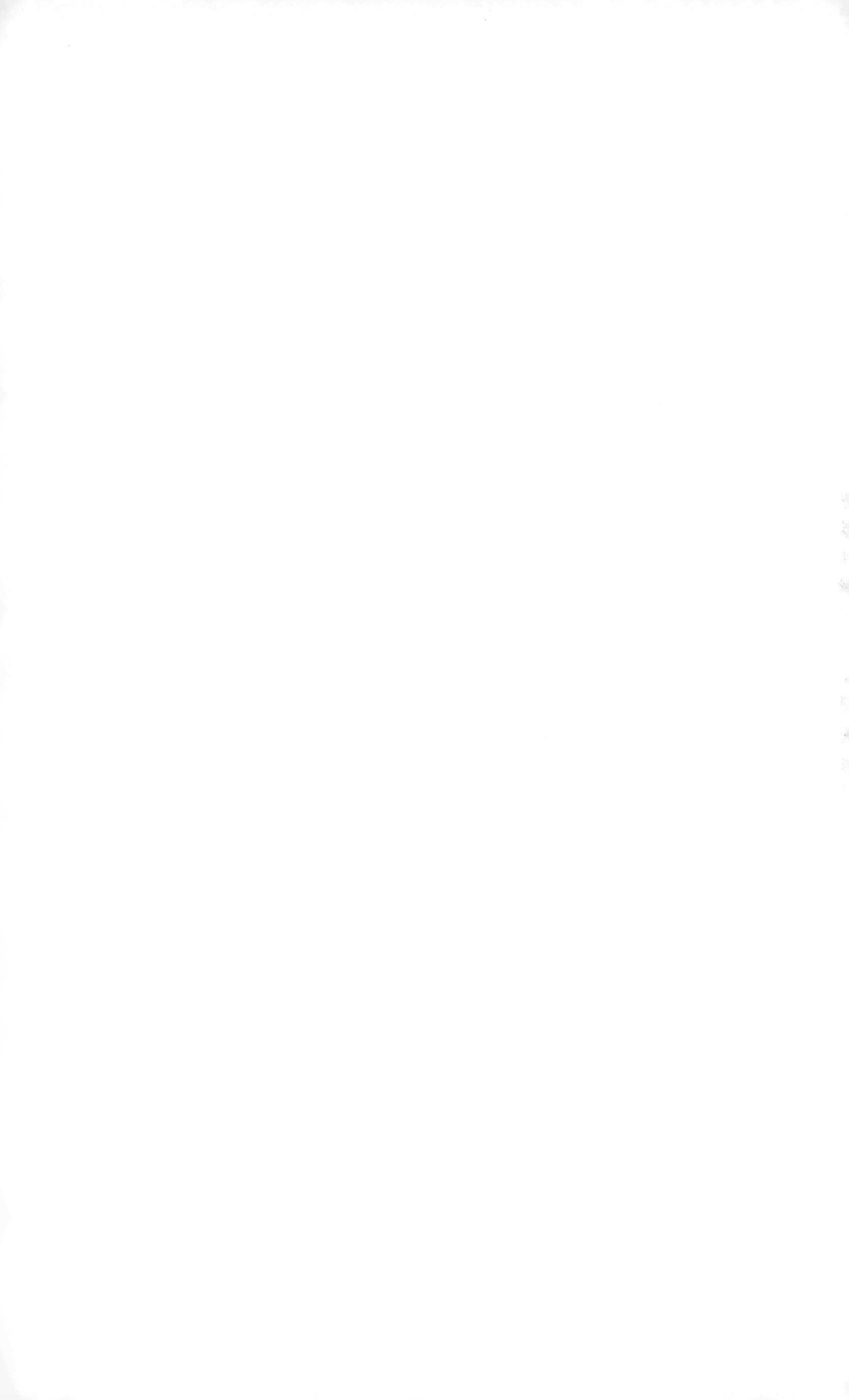

TABLE

DES CHAPITRES ET PROPOSITIONS.

Symptomatologie.

ETIOLOGIE.

NATURE ET CLASSIFICATION.

THÉRAPEUTIQUE.

CONSIDÉRATIONS SUPPLÉMENTAIRES

Pièces justificatives.

FIN.

ERRATA.

Page 61, au titre; *au lieu de* : une lésion de l'influx nerveux, etc.; *lisez :* une lésion primitive de l'influx nerveux, etc.

Page 108, au titre; *au lieu de :* La prédisposition est une condition subjective indispensable, etc.; *lisez :* La prédisposition subjective est une condition indispensable, etc.

Page 112, *au lieu de :* annhygiéniques; *lisez* : anhygiéniques.

Page 305, ligne 10e; *au lieu de :* disparaissaient comme par, etc.; *lisez :* disparaissait comme par, etc.

www.ingramcontent.com/pod-product-compliance
Ingram Content Group UK Ltd.
Pitfield, Milton Keynes, MK11 3LW, UK
UKHW012004240726
13965UKWH00001B/140